Trastornos del habla y de la voz

Trastornos del habla y de la voz

Marta Coll-Florit (coord.)
Gerardo Aguado
Alicia Fernández-Zúñiga
Sara Gambra
Enrique Perelló
Josep M. Vila-Rovira

EDITORIAL UOC

Directores de la colección Educación Escolar: Llorenç Andreu, Toni Badia y Rosa Mayordomo

Diseño de la colección: Editorial UOC

Primera edición en lengua castellana: julio 2013

Rambla del Poblenou 156, 08018 Barcelona
http://www.editorialuoc.com

Realización editorial: Natàlia Serrano
Impresión: Service Point F.M.I., S.A.

ISBN: 978-84-9029-842-8
Depósito legal: B. 18504-2013

Coordinadora

Marta Coll-Florit

Licenciada en Lingüística, Máster en Ciencia Cognitiva y Lenguaje, Doctora en Procesamiento del Lenguaje Natural. Profesora de la Universitat Oberta de Catalunya. Áreas de investigación y de conocimiento: psicolingüística, lingüística cognitiva, procesamiento del lenguaje natural, trastornos del lenguaje.

Autores

Gerardo Aguado

Licenciado en Psicología y Doctor en Ciencias de la Educación. Profesor titular de la Universidad de Navarra. Áreas de investigación y de conocimiento: psicología del lenguaje, trastornos del lenguaje, desarrollo del lenguaje. Director del centro Huarte de San Juan: diagnóstico e intervención en trastornos del lenguaje y en otras dificultades de la infancia y adolescencia.

Alicia Fernández-Zúñiga

Psicóloga clínica y directora del Instituto de Lenguaje y Desarrollo (I.L.D. Psicología). Profesora asociada de la Universidad Autónoma de Madrid. Psicóloga del Turno de intervención para la Adopción Internacional de la Comunidad de Madrid. Miembro Asesor del IFIIE (Ministerio de Educación) para el proyecto de estudio sobre la dislexia en el estado español. Autora de varias publicaciones y artículos sobre tartamudez, trastornos del lenguaje, aprendizaje y adopción.

Sara Gambra

Licenciada en Psicología y Máster en Trastornos del Lenguaje. Desde el 2000 trabaja en el Instituto del Lenguaje y Desarrollo (Madrid), donde realiza una tarea clínica de evaluación e intervención en niños con problemas de lenguaje y aprendizaje. Realiza docencia en varios cursos sobre patología del lenguaje y es profesora del máster de Psicología de la Educación de la UAM.

Enrique Perelló

Licenciado y Doctor en Medicina, Otorinolaringólogo y Foniatra. Profesor Titular de la cátedra de otorrinolaringología de la Universitat Autònoma de Barcelona y Jefe de servicio O.R.L. del Hospital Universitario Vall d'Hebrón.

Josep M. Vila-Rovira

Logopeda y Doctor en Psicología. Profesor de Logopedia en la Universitat Ramon Llull. Co-director del Posgrado de Intervención logopédica en alteraciones de la voz de la Universitat Ramon Llull. Autor del libro *Guía de intervención logopédica en la disfonía infantil* publicado el 2009 por Síntesis.

Índice

Introducción

Tal como indica su nombre, este libro se ha concebido como una introducción al estudio de los principales trastornos del habla y de la voz, y, de manera más específica, de las características que estos trastornos presentan en la población infantil. El manual está dividido en los cuatro capítulos siguientes: *Trastornos de habla y articulación, Disglosias, Evaluación y tratamiento de la tartamudez infantil* y *Alteraciones de la voz en la infancia.*

En el primer capítulo se contrastan las diferentes concepciones de los *trastornos de habla y articulación* que se usan en los ámbitos científicos y profesionales, y se propone reducir la extensión de esta denominación a los trastornos de carácter primario y no adquirido: dislalia, adquisición fonológica retrasada, trastorno desviado consistente, trastorno inconsistente y dispraxia verbal. En concreto, se presentan las estrategias más adecuadas para identificar y evaluar cada uno de estos trastornos, así como los principales métodos de intervención que han recibido suficiente respaldo científico.

El segundo capítulo está dedicado al estudio de las disglosias, es decir, los trastornos de articulación que se producen por alteraciones de los órganos periféricos del habla. Se presentan los diferentes tipos de disglosia, sus principales causas y síntomas. También se explica cuál es el tratamiento más adecuado en cada caso y se especifica la edad en que conviene realizar la intervención. Con este capítulo se cierra el espacio dedicado a los trastornos de articulación. Hay que advertir, pues, que en este manual no se estudian los trastornos de articulación que son consecuencia de alteraciones neurológicas, perceptivas o motrices.

En el tercer capítulo se realiza un estudio detallado del concepto de tartamudez y las características que esta alteración de la fluidez del habla presenta en la población infantil. En concreto, se expone el origen del trastorno, su evolución y los instrumentos más adecuados para llevar a cabo una evaluación precisa, tanto en niños preescolares como en niños escolares. Así mismo, se presentan diferentes estrategias de intervención con el niño, con los padres y con la escuela.

Finalmente, el cuarto capítulo está dedicado a la disfonía infantil. En concreto, se presentan las características de la voz en la infancia y su evolución con la edad. Se exponen los motivos que provocan un deterioro de la voz, se presentan los diferentes elementos que garantizan una buena exploración, y se especifican las principales áreas de intervención. Así mismo, se subraya la importancia de prevenir estos tipos de alteraciones y se ofrecen orientaciones de prevención tanto en el ámbito escolar como en el ámbito familiar.

Capítulo I
Trastornos de habla y articulación

Gerardo Aguado

Introducción

Los trastornos de habla y articulación (THA) hacen referencia a las dificultades persistentes de producción de habla que no son consecuencia de alteraciones neurológicas evidenciables (disartrias, afasias), ni de déficits motores (apraxias) o perceptivos (hipoacusia), ni de malformaciones de los órganos fonoarticulatorios (disglosias).

Estas dificultades se manifiestan en la ausencia de algunos sonidos en el repertorio fonético del niño y en diversos grados de incapacidad para organizar correctamente las secuencias de sonidos que forman las palabras, sustituyendo unos por otros, asimilando unos a los adyacentes, intercambiando el lugar de dos sonidos en la secuencia, invirtiendo el orden, etc.

Con frecuencia, estos errores en la secuenciación de los sonidos son observables en niños de poca edad. Se trata, entonces, de que en los THA estos procesos de simplificación normales en la evolución del habla persisten más allá de lo que es típico. Lo mismo ocurre con la ausencia de algunos sonidos en el repertorio fonético del niño. Más adelante propondremos pautas claras que permitan saber cuándo una conducta es típica y cuándo no lo es. Otros procesos de simplificación, en cambio, no se constatan en niños más pequeños: tienen un carácter realmente desviado.

Estos trastornos son considerados frecuentemente como leves en comparación con otros trastornos que afectan a otras dimensiones del lenguaje (semántica o morfosintáctica, especialmente). Esa concepción está justificada por el hecho de que son trastornos en los que la remisión espontánea es más frecuente. Sin embargo, aunque en algunos niños los THA representan déficits focales de corta duración, para otros, estos trastornos tienen consecuencias que se extienden en el tiempo y hacia otros ámbitos funcionales.

En primer lugar, debemos tener en cuenta que una de las condiciones básicas para que la comunicación verbal sea eficaz es que se entienda al emisor, y los niños con estos trastornos tienen con frecuencia un nivel de inteligibilidad bajo, lo que hace que su comunicación no sea eficaz ni eficiente, necesitando el empleo de una gran cantidad de recursos (gestuales, contextuales, etc.) que pueden aumentar significativamente la eficacia sólo en algunos casos. Las consecuencias en el medio y largo plazo de esta limitación comunicativa, por la ininteligibilidad del hablante, pueden ser muy negativas para el desarrollo del niño: reducción de interacciones sociales, disminución de la frecuencia en que estos niños son tomados como interlocutores, dificultades para integrarse en una interacción en curso, deterioro de la imagen pública del niño, etc. (Aguado, 2004).

Por otro lado, los THA están en general asociados a limitaciones en los procesos cognitivos responsables de formar representaciones fonológicas estables de las palabras, e incluso se puede decir que son consecuencia de esas limitaciones. Es decir, la explicación más plausible de estas dificultades es la incapacidad, en mayor o menor grado, para retener las secuencias de sonidos que constituyen las palabras, y fijarlas con las sucesivas repeticiones y exposiciones a ellas, para poder recuperarlas, activarlas, cuando el hablante decida pronunciarlas. Algo falla en los niños con THA, y ese déficit impide la formación de esas representaciones y su recuperación para organizar la plantilla de fonemas de cada palabra e implementarla por medio de los sonidos.

Las perspectivas teóricas explicativas de estos trastornos son dos: la limitación general del sistema de procesamiento del lenguaje y la limitación de alguno de sus dispositivos específicos, entre los cuales el más estudiado es el déficit de memoria de trabajo, concretamente del subsistema de esta memoria llamado bucle fonológico (Aguado, Cuetos, Domezáin y Pascual, 2006).

Este origen de los THA es el que fundamenta su asociación a dificultades en el aprendizaje del lenguaje escrito, precisamente por el escaso desarrollo de la conciencia fonológica, estrechamente relacionada con el establecimiento de las representaciones fonológicas correctas y completas de las palabras. Una plétora de investigaciones pone de manifiesto la alta correlación entre ciertas formas de THA (precisamente las que van a ser tratadas en este capítulo) y las dificultades en el aprendizaje del lenguaje escrito (ver Williams, McLeod y McCauley, 2010).

Además, entre el 50% y el 70% de los niños con THA muestran dificultades generales de aprendizaje en cursos de Educación Primaria y Secundaria. Es evidente que estas dificultades están asociadas a ciertos trastornos de habla, no a los de articulación.

También se ha puesto en evidencia que cuando el THA está asociado con un trastorno de lenguaje, la probabilidad de experimentar dificultades en el aprendizaje del lenguaje escrito aumenta, y la severidad con que el aprendizaje del lenguaje escrito se va a ver afectada es también mayor. De hecho, se ha constatado que los THA con mayor persistencia junto al trastorno del lenguaje representaría el grupo que más dificultades tiene en las habilidades prelectoras relacionadas con la conciencia fonológica. Por su lado, el grupo de THA persistente se caracterizaría por el mismo déficit que es nuclear en la dislexia. Ambas limitaciones serían el mismo trastorno en etapas diferentes (Raitano, Pennington, Tunick, Boada y Shriberg, 2004).

Así pues, el estudio, la identificación, la evaluación y la intervención temprana en los THA adquieren una importancia decisiva para el desarrollo del niño y para que sus aprendizajes se lleven a cabo con éxito y, en consecuencia, para que estos niños se conviertan en miembros útiles y satisfechos de la sociedad en la que les toca vivir.

1. Extensión y límites del trastorno de habla y articulación

1.1. Clasificaciones de ámbito internacional

En la nueva versión del Manual Diagnóstico y Estadístico de los Trastornos Mentales (DSM), la número 5, publicada en 2013, se propone una categoría llamada Trastorno de Habla, dentro de los Trastornos de la Comunicación. En la información aportada se afirma explícitamente que esta categoría no aparecía en el DSM-IV (APA, 2000). Sin embargo, su relación con lo que en esta versión anterior se llamó Trastorno Fonológico (315.39) es evidente.

Si tenemos en cuenta la versión más actualizada (DSM-5), el trastorno de habla es definido como un trastorno persistente de la producción del habla, atípico por lo que se refiere a la edad del niño, que puede implicar el conocimiento fonológico, el control neuromotor, las habilidades articulatorias, la fluidez, la voz y la resonancia. Es decir, en esta categoría se incluye todo tipo de dificultades de habla, tanto las de carácter primario (sin que se pueda identificar un origen neurológico, motor o perceptivo) y las secundarias a otras alteraciones. No obstante, el DSM-5 señala que debe especificarse la forma del trastorno: de habla y articulación, de fluidez, de origen motor, de voz o de resonancia.

Por su parte, la Clasificación Internacional de Enfermedades (CIE), auspiciada por la OMS, en su revisión para 2010 de la 10ª edición, propone un Trastorno Específico de la Pronunciación (F80.0), en el que se incluyen el trastorno del desarrollo de la articulación del lenguaje, el trastorno funcional de la articulación del lenguaje, el lambdacismo, la dislalia y los trastornos del desarrollo fonológico. Sin embargo, en contraste con el DSM-5, en la CIE-10 se excluyen los trastornos secundarios a condiciones patológicas como la hendidura palatina y otras disglosias, la discapacidad intelectual, las disartrias, el trastorno del lenguaje, las dificultades de comprensión y la hipoacusia.

Trabajos recientes dedicados a los THA adoptan una perspectiva similar a la del DSM-5, e incluyen en la denominación paraguas *Speech Sound Disorders* (acuñada por Shriberg en 2002) tanto los THA primarios como los secundarios a otras condiciones patológicas (Williams *et al.,* 2010; Bowen, 2009). En la mayoría de las publicaciones en inglés se emplea esta expresión, y es la que se ha tomado como título de este capítulo. Sin embargo, más adelante se acotará la extensión de los déficits de habla y articulación que va a ser considerada como THA.

Así pues, los THA, tal como se encuentran en la mayoría de las publicaciones actuales (Williams *et al.,* 2010), incluyen déficits primarios de habla y articulación:

> trastorno de articulación o dislalia, trastorno y retraso fonológico, trastorno inconsistente del habla, trastorno del habla, trastorno fonológico-morfológico, dispraxia verbal y trastornos motores del habla de carácter evolutivo,

y déficits secundarios de habla y articulación asociados a:

> anomalías craneofaciales, pérdidas auditivas, trastornos sensoriomotores, parálisis cerebral, deglución atípica e inmadura (protrusión lingual), discapacidad intelectual, disartria.

A pesar del aspecto diverso y heterogéneo que presentan estas formas de THA, a causa de su origen, existe la posibilidad de evaluar todas estas conductas lingüísticas con similares pruebas estandarizadas y observaciones, ya que se trataría en todos los casos de conocer si la persona discrimina sonidos con un número diverso de rasgos fonéticos compartidos, si produce sonidos diferentes, si es capaz de construir y automatizar secuencias de sonidos diferentes, etc., sean cualesquiera las causas de sus dificultades de habla.

En cambio, en relación con la intervención, el hecho de que se deban tener en cuenta aspectos no específicamente lingüísticos, como la motricidad de labios, lengua y velo palatino, la resonancia, la respiración, el nivel de comprensión, etc., además de la actividad psicolingüística en los casos de THA primarios, hace que resulte prácticamente imposible confeccionar un programa estándar de intervención aplicable a todos estos THA.

Para todos aquellos que nos dedicamos a la logopedia, es evidente que existen varias maneras de mejorar el habla de los niños con THA, y que esas formas tienen fundamentos teóricos diferentes, e incluso incompatibles. Así que la cuestión es cómo pueden determinar los logopedas qué intervención es la mejor para cada niño concreto con THA.

1.2. Clasificaciones en función del origen de los THA

Una forma de empezar a responder a la cuestión planteada más arriba es diferenciar los distintos THA en función de su origen. Algunas clasificaciones antes comentadas describen campos de intervención excesivamente amplios. Esta diferenciación ha sido tradicional en nuestros manuales de logopedia, y es parte, hace muchos años, de nuestro acervo profesional y del vocabulario que normalmente empleamos para comunicarnos entre nosotros y para hablar con los padres de los niños con THA. Esta misma especificación de las formas de los THA es la que se utiliza en la CIE-10.

En Narbona y Chevrie-Muller (2001) se da una clasificación que tiene en cuenta el carácter de primario o secundario de los trastornos de habla y del lenguaje, por un lado, y el momento en el que se da la patología por primera vez, congénita o adquirida.

La diferenciación entre trastornos primarios y secundarios es sencilla. Ya se ha descrito brevemente en el apartado anterior. También la distinción entre congénito y adquirido es clara en algunas formas de alterarse el habla y el lenguaje. Por ejemplo, las disglosias son trastornos de habla congénitos por malformaciones de los órganos de la articulación en la etapa intrauterina; las afasias son trastornos adquiridos tras un daño cerebral con pérdida de funciones que ya se tenían adquiridas. Según esta caracterización de Narbona y Chevrie-Muller, los THA de carácter primario son congénitos. Se trata de la persistencia de formas retrasadas, de dificultades en la producción de palabras, de maneras inconsistentes de pronunciarlas.

En la clasificación de que se trata ahora, y centrándonos en los THA, encontramos, pues, las denominaciones y descripciones que, con algunas variantes, podemos encontrar en los manuales de logopedia al uso:

- Patología congénita, carácter secundario de los THA: THA derivados de déficits anatómicos (disglosias), de déficits sensoriales auditivos (THA en la hipoacusia), y de alteraciones del orden y el control de la motricidad faringobucal (disartrias).
- Patología adquirida, carácter secundario de los THA: THA derivados de déficits anatómicos (traumatismos, intervenciones quirúrgicas), de déficits sensoriales auditivos cuyo efecto en el habla depende de la edad en que el déficit sobreviene, THA derivados de déficits práxicos (apraxia bucofacial), y THA que acompañan a trastornos más generales del lenguaje derivados de déficits gnósicos (afasia-epilepsia o síndrome de Landau-Kleffner) o psicolingüísticos (afasias) por daño cerebral.
- Patología congénita, carácter primario (específico) de los THA: trastornos de articulación derivados de déficits práxicos, THA consecuentes a déficits psicolingüísticos (algunas formas del trastorno específico del lenguaje que se caracterizan por dificultades en la organización de la secuencia de sonidos al formar palabras y frases, como el trastorno de programación fonológica, trastorno fonológico-sintáctico).

1.3. Delimitación de los THA

Teniendo en cuenta la perspectiva de la OMS y la manera tradicional en que se han clasificado los THA y los trastornos de lenguaje, en general, en este capítulo se van a considerar THA los trastornos que tienen un carácter primario (específico) y se detectan en un momento u otro de la evolución, es decir, THA no adquiridos. Quizás fuera conveniente añadir el adjetivo *específico* a la denominación general; sin embargo, dado que los otros THA secundarios a alteraciones anatómicas, neurológicas, perceptivas o motrices son conocidos por nombres claramente diferenciados (disglosia, etc.), se va a mantener la expresión THA para los trastornos congénitos de carácter primario.

Deberemos tener en mente esta acotación cuando leamos trabajos de investigación o manuales de logopedia procedentes del ámbito anglosajón, traducidos o en su versión original, ya que, como se ha señalado, no son coincidentes. Recuérdese que los *Speech Sound Disorders* incluyen todos los trastornos de habla, sea cual sea su origen.

Por un lado, la restricción de la denominación THA permite una mejor identificación de las dificultades; por otro, está de acuerdo con una evidencia: el origen diferente de los THA. Por último, en alguna medida, facilita y dirige de manera general la toma de decisiones terapéuticas, la actitud en cuanto al abordaje. Por ejemplo, en función del diagnóstico diferenciado que hagamos, será distinta la planificación de la intensidad que van a tener en nuestra intervención ejercicios respiratorios, el fortalecimiento del soplo, los ejercicios motores pasivos (masajes) o activos, el trabajo sobre representaciones fonológicas, etc.

Así pues, en los THA se incluyen (Dodd, 1996; Williams *et al.*, 2010):

- Trastornos de la articulación (dislalia), de carácter funcional, no secundarios a alteraciones morfológicas o sensoriales.
- Retraso en el desarrollo fonológico, caracterizado por la persistencia de procesos fonológicos de simplificación.
- Trastorno desviado consistente del habla, caracterizado por la presencia de procesos de simplificación evolutiva y de otros procesos no evolutivos.
- Trastorno inconsistente del habla, caracterizado por la variación en la forma de alterarse la secuencia de sonidos.

En la clasificación de Rapin (1996), los tres trastornos anteriores (fonología retrasada, trastorno desviado consistente e inconsistente) están agrupados en el trastorno de programación fonológica. Resulta muy interesante la identificación y la descripción de tres niveles de gravedad propuestos por Monfort y Monfort (2012) para las distintas formas de trastornos específicos de la clasificación de Rapin señalada.

- Dispraxia verbal, caracterizada por dificultades no sólo psicolingüísticas, sino también en la formación del programa motor.

2. Identificación

Las cuatro categorías primeras incluidas en nuestra relación de THA son las que propuso Dodd (1996). A continuación presentamos estas cuatro formas de THA ordenadas según la gravedad y la desviación de la secuencia de desarrollo fonológico típico.

2.1. Trastorno de articulación

Dislalia. Alteración específica y persistente de uno o varios sonidos (distorsión, sustitución, omisión) y ausencia de influencias en y de otros sonidos adyacentes o cercanos. La dislalia como omisión se da en escasas ocasiones, por ejemplo en la ausencia de /ɾ/ cuando se traba con una consonante para formar C/ɾ/V.

Respecto a la denominación de esta forma de THA, es conveniente alguna aclaración. Tradicionalmente ha sido llamada *dislalia*; esta es la denominación que se encuentra en los textos de logopedia más difundidos. Sin embargo, desde hace una década se está empleando la denominación *Trastorno de Articulación*, que es la traducción literal de la expresión inglesa. El empleo del mismo vocabulario es necesario para el buen entendimiento entre los profesionales, sin duda, pero es también necesario tener presente que, en bastantes de estos trastornos, no se trata sólo de un trastorno de articulación. Quizás el rotacismo sea realmente un trastorno sólo de producción, pero en otras alteraciones articulatorias existe sin duda un factor perceptivo y de representación fonológica. Para el estatuto de la dislalia respecto de otros trastornos fonológicos, ver Aguado *et al.* (2006).

En las lenguas españolas los sonidos con más probabilidad de verse afectados son /r/, /ɾ/, /s/ y /θ/. El sonido /ʎ/ se ha deslateralizado (yeísmo) y es pronunciado por un porcentaje pequeño de hablantes de estas lenguas, y, por tanto, su sustitución por /ʝ/ (que al principio de palabra y tras /n/ adopta la pronunciación de /ɟʝ/ y que en Buenos Aires y en otras zonas de Argentina y Uruguay es pronunciado como /ʒ/ y /ʤ/, e incluso como /ʃ/ en gente joven) no se considera trastorno de articulación (excepto en catalán).

La sustitución de /θ/ por /s/ se encuentra presente en la mayoría de los hablantes del español, y, salvo en el centro y norte de España, no se consideraría trastorno de articulación.

Es evidente que debe tenerse en cuenta la edad del niño para decidir si existe un trastorno de articulación. Para ello debemos disponer de una secuencia de desarrollo fonológico típico. Para el español se dispone de estas secuencias desde el ya clásico estudio de Bosch (1983), que ha sido el germen de trabajos posteriores y de una prueba esencial para la evaluación del desarrollo fonológico (Bosch, 2004). En el mismo sentido, Aguilar y Serra (2007) ofrecen una precisa información sobre este desarrollo.

Un resumen rápido, pero interesante, de sus resultados es que entre los 3 y los 4 años más de la mitad de los niños han adquirido y emplean correctamente todos los sonidos del español y sólo muestran alguna dificultad en el uso del sonido /ɾ/ en grupos consonánticos; un porcentaje apreciable (entre el 30% y el 40%) no emplean aún /r/ ni /θ/ (el primer sonido dejará de ser error opcional a los 6 años y el segundo a los 5). Estos autores han estudiado este desarrollo también en catalán, ofreciendo informaciones igualmente valiosas.

No debemos confundir el trastorno de articulación o dislalia con dificultades de carácter fonológico. El primero se refiere al repertorio fonético dominado por el niño; las segundas, a la distribución de los sonidos en la cadena hablada. Es frecuente observar que un niño de 4 años omite y sustituye sonidos al pronunciar las palabras, aunque es capaz de pronunciar esos sonidos de manera aislada. Por ejemplo, un niño de 6 años dice <pamén> en lugar de <también>, o <pos> en lugar de <pues>, pero tiene completo el repertorio fonético. Otro niño de 4;6 dice <tataró> en lugar de <cazador> pero puede pronunciar bien todos los sonidos de esa palabra menos /θ/. Así, las dificultades de estos niños entrarían dentro de alguna de las siguientes categorías de THA, pero en el caso del primer niño no se trata de un trastorno de articulación y, al segundo, sólo le falta un sonido, aunque todos los sonidos de <cazador> estén sustituidos u omitidos.

2.2. Adquisición fonológica retrasada

El habla de un niño con retraso en la adquisición fonológica se caracteriza por la presencia más o menos numerosa de procesos de simplificación de la secuencia de sonidos. Los niveles de inteligibilidad son variables: en ocasiones menos del 65% de las consonantes están presentes y bien colocadas en el habla de algunos niños con retraso fonológico, a los que difícilmente entienden incluso sus padres, lo que supone un grado severo de ininteligibilidad; en otras ocasiones el grado de ininteligibilidad es leve (más del 85% de consonantes correctas).

Comparemos, por ejemplo, tres enunciados de tres niños. Los dos primeros, de 4;6, y de 6;7 el tercero: 1) <peo pimeo tenemos que cocá diguediete> (pero primero tenemos que comprar ingredientes), donde 12 de 23 consonantes están correctamente pronunciadas y colocadas en la secuencia; 2) <po a pomete tetó> (pues para comerte mejor), donde 3 de 11 consonantes están correctamente pronunciadas y colocadas en la secuencia, y 3) <y Gepeto tá' siendo pintá un muñeco e mañera com' una maioneta> (y Gepetto está haciendo pintar un muñeco de madera como una marioneta), este niño pronuncia y coloca bien 21 de 27 consonantes. Además de la diferencia en cuanto a inteligibilidad, señalada por medio de la proporción de consonantes correctas, en estos enunciados se ponen de manifiesto algunos procesos de simplificación (o procesos fonológicos, como se llaman en la literatura en inglés): asimilación (<cocá>), anteriorización velar (<pomete>), reducción de grupos consonánticos (<pimeo>, <diguediete>, <cocá>, etc.), omisión de la última consonante (<tetó>,<pintá>), etc.

Pero es necesario que, para un diagnóstico de fonología retrasada, los procesos de simplificación sean típicos en niños más pequeños. Se considera que un retraso de 6 meses es significativo. El problema está en cómo establecer la equivalencia entre 6 meses de desarrollo fonológico con los procesos observados en el habla concreta de un niño. Disponemos de secuencias de aparición y utilización de sonidos, y disponemos desde 1983 de la relación y descripción de los procesos de simplificación fonológica normales, en zona de riesgo y graves, desde los 3 a los 7 años (Bosch, 1983; 2004; Aguilar y Serra, 2007). Estas descripciones se van precisando cada vez más en distintos países hispanohablantes. Pero en cualquier caso, y como resumen general, podemos establecer que hacia los 3;6 los niños organizan bien su habla ordinaria y están en un nivel 4 y 5 de la escala de inteligibilidad (es siempre inteligible para familiares y casi siempre o siempre para extraños).

Bosch ha descrito precisa y exhaustivamente estos procesos de simplificación. Los dividió en dos tipos: sistémicos (de sustitución, sobre todo) y estructurales (propiamente de simplificación de la sílaba y de la palabra: omisiones, asimilaciones de un sonido a otro adyacente).

Sin embargo, lo que mejor caracteriza a estos procesos es el hecho de que siguen reglas. Por ejemplo, si organizamos las consonantes oclusivas y fricativas según su punto de articulación (sentido vertical) y el modo de articulación (sentido horizontal):

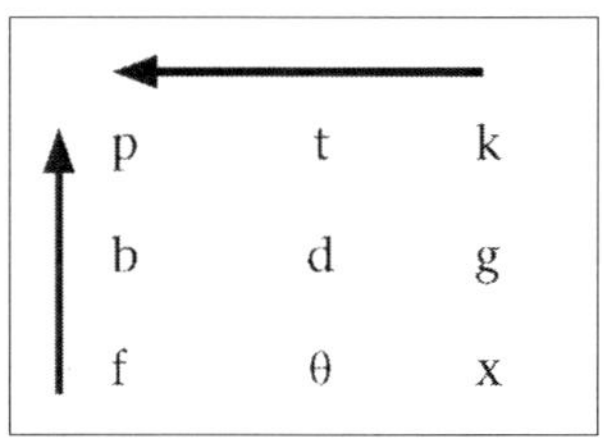

Se puede esperar una sustitución de /f/ por /p/, de /θ/ por /t/, o de /k/ por /t/, pero no de /x/ por /p/ o de /g/ por /f/. Es decir, las sustituciones van predominantemente en dos sentidos, de abajo arriba y de derecha a izquierda, respetando las filas y las columnas. Estas mismas reglas son las que se encuentran en las primeras etapas del desarrollo típico del lenguaje.

En cuanto a las asimilaciones, habría algunas más probables que otras, siguiendo las reglas antes señaladas (asimilaciones registradas en ninos a partir de 5;4 hasta 6): /f/ por /θ/ en <pínfepe> (<príncipe>), donde se produce una asimilación sólo del punto de articulación; <bobablas> (<dobladas>), donde se produce una doble asimilación completa /d/ a /b/, o, en general, asimilación de los sonidos de más tardía aparición a otros de aparición temprana (<pediódico>

por <periódico>, <nanina> por <gallina>, <tuturón> por <tiburón>, este último con asimilación vocálica añadida).

Las omisiones de sonidos más frecuentes afectan a las segundas consonantes de los grupos consonánticos (<pa> por <pra>) y a las consonantes finales de palabra y de sílaba (<etá> por <está>). Otras omisiones que afectan a sílabas átonas completas indicarían un trastorno fonológico más severo (<Caeve> por <Blancanieves> en una niña de 5;8) porque la sílaba es una unidad perceptiva anterior al fonema evolutivamente hablando, y su omisión, por tanto, se puede considerar un trastorno más primitivo, con más implicaciones en adquisiciones posteriores.

Hay procesos fonológicos estructurales en los que es más difícil encontrar este carácter de simplificación, pero frecuentes también en el habla infantil y en los niños con esta forma de THA. Se hace referencia a la metátesis y a la inversión (que es un tipo particular de metátesis, una doble metátesis). Que una niña de siete años diga <friebe> por <fiebre> o <pierda> por <piedra>, o que un niño de seis diga <tompra> por <trompa> o <mecáquino> por <mecánico>, no parece facilitar la pronunciación de esas palabras. Estos procesos, pues, tienen un carácter "desregulado", son, de algún modo, menos predecibles.

Finalmente, aunque el concepto de periodo crítico ha perdido capacidad explicativa por su rigidez, el desarrollo de las dimensiones formales del lenguaje está sin duda sujeto a una determinación temporal, sobre todo la dimensión fonológica (más que la morfosintáctica, donde podría hablarse de masa crítica más que de periodo crítico). La explicación es sencilla: desde el principio del desarrollo fonológico, los responsables de este desarrollo son procesos con un nivel alto de automaticidad; los cambios de una articulación a otra, incluso en la pronunciación de las palabras más simples, se suceden en milisegundos; no hay consciencia en ese aprendizaje. Y estos automatismos están siempre asociados a periodos determinados de maduración de los órganos implicados en la ejecución.

Por ello, la experiencia clínica pone de manifiesto, primero, que también el sistema fonológico de estos niños va cambiando siguiendo el curso normal del desarrollo, y, segundo, que las palabras con una organización fonológica incorrecta persistentes más allá de los 5 años tienen un alto riesgo de quedarse "congeladas".

En su versión más ligera, esta congelación se observa cuando a un niño de 5;7 se le pregunta <¿con quién has venido hoy?>, y responde <po la mamá>, y se constata esa simplificación (/p/ por /k/, siguiendo las reglas descritas más arriba) en todas los enunciados en los que aparece <con>; otro niño de 6;2 cuya habla es perfectamente inteligible, dice siempre <tengo te> en lugar de <tengo que>

(siguiendo también una regla de simplificación), excepto cuando el infinitivo que sigue empieza por /k/ (<tengo te leer> frente a <tengo que comer>); hace más de un año, esa simplificación estaba presente en muchas palabras que contenían el sonido /k/; pero su sistema fonológico ha ido mejorando, aunque se ha quedado <po> por <con> y <te> por <que> como formas congeladas, debido probablemente a su carácter átono y a su escasa relevancia perceptiva, y, por tanto, a la dificultad de contrastar la forma emitida por el niño con la oída en el entorno. Otro niño de 5;8 siempre dice <cues> por <pues> (y también <descués>). Cuando estas formas se encuentran en niños mayores, a partir de 6;6, su habla da la impresión de mayor alteración: <hiebra> por <hierba>, <alimal> por <animal>, <triánguelu> por <triángulo> (con una "casi inversión" vocálica), <apendre> por <aprender>, etc.

Dada la heterogeneidad, en cuanto a la severidad de esta forma de THA, es conveniente acompañar al juicio diagnóstico de su ubicación en los niveles de gravedad propuestos por Monfort y Monfort (2012) para el trastorno de programación fonológica, de la clasificación de Allen y Rapin (Rapin, 1996), que se puede identificar en casi todo a la fonología retrasada de Dodd:

- Nivel 1: Contraste articulatorio muy marcado entre la producción aislada de palabras y la producción de enunciados; desorganización fonológica en el discurso complejo.
- Nivel 2. Contraste muy marcado entre la producción aislada de sílabas y de palabras plurisílabas; inteligibilidad en el nivel 4 de NTID (bajo); desorganización fonológica en el discurso.
- Nivel 3: Contraste muy marcado entre producción espontánea (muy deficiente) y repetición aislada de sílabas (buena); inteligibilidad muy baja (nivel 2/3 en la NTID).

Escala de inteligibilidad del *National Technical Institute for the Deaf* (NTID)

1. No habla o apenas habla; el habla que tiene no se comprende.
2. Algunas veces es comprendido por los familiares, aunque sólo palabras y frases aisladas; no es inteligible para extraños.
3. Con dificultad es comprendido por los familiares, pero se capta lo esencial de lo que trasmite; difícilmente inteligible para extraños.
4. Es comprendido por los familiares, con excepción de algunas palabras, y con dificultad por los extraños.
5. Siempre inteligible.

Recuadro 1

2.3. Trastorno desviado consistente

En el habla alterada de estos niños se pueden identificar una o varias reglas fonológicas que se observan en niños más pequeños. Son reglas desviadas del curso normal del desarrollo fonológico, y este carácter de regla hace que no varíen aunque varíe el contexto lingüístico. Estas reglas coexisten normalmente con reglas de simplificación evolutivas, que explicarían más de la tercera parte de los errores. Además, hacia los 5 y 6 años, estos niños muestran notables dificultades para adquirir habilidades de conciencia fonológica. Se puede considerar, entonces, un THA más severo que el anterior, con el que se solapa en buena medida.

No se han constatado en los niños con trastorno desviado consistente dificultades motrices, ni en los órganos de la articulación ni en otras partes del cuerpo. Tampoco se han observado alteraciones en el nivel suprasegmentario del habla (entonación, intensidad).

Por ejemplo, una niña de 3;9, cuya habla es en gran medida ininteligible, asimila a /a/ todas las vocales de la sílaba anterior a otra que contenga /a/; así, <rosa> se convierte en <asa>, <hojas> en <aja>, con algunas excepciones en palabras muy cristalizadas como <una>. La omisión de fricativas al inicio de palabra es otra regla desviada (en general, la omisión de consonantes iniciales es un proceso fonológico no evolutivo). Otra regla desviada observada en algunos niños es que, a partir de 3 sílabas, el niño pronuncia sólo las vocales de la palabra: un niño de 4 años pronuncia bien <tele>, y también dice <sofá>, pero dice <eeiyó> para <televisión> y <eéono> para <teléfono>. No obstante, la eliminación de sonidos conforme la palabra o el enunciado son más largos se podría considerar como una conducta frecuente y "lógica" en niños con THA; es decir, se trataría de una regla poco precisa de simplificación evolutiva.

La importancia de identificar estas reglas de simplificación no evolutivas es evidente: una vez "atrapada" la manera en que el niño sustituye u omite ciertos sonidos en la cadena, el establecimiento de una estrategia de intervención resulta mucho más fácil, probablemente más eficaz y, sobre todo, más eficiente.

2.4. Trastorno inconsistente

Lo característico del trastorno inconsistente es la variación. En todos los niños, incluidos los que muestran un desarrollo típico, se observan variaciones en la pronunciación de muchas palabras o de rasgos fonológicos, como los grupos consonánticos. En general, en el desarrollo típico estas variaciones adoptan la dirección de pasar de errores a formas correctas. Otra fuente de variación que no representaría un trastorno inconsistente es la carga lingüística de la emisión. Ya se ha comentado antes el hecho de que los niños pueden pronunciar bien palabras aisladas, pero las alteran en mayor o menor medida cuando van incluidas en enunciados; en etapas en las que se produce mucho cambio en la organización fonológica porque el desarrollo es más intenso, estas variaciones son más numerosas. En otras palabras, la variabilidad decrece con la edad, y, en todo caso, no supera el 13% en niños de 3 años (McIntosh y Dodd, 2008).

Sin embargo, hay un grupo de niños con THA que, en pruebas de denominación de palabras a partir de imágenes, administradas tres veces en una misma sesión, pronuncian de manera diferente en cada administración de la prueba un número de palabras significativamente superior al de otros niños; según Dodd (1996), cuando estas variaciones se producen en más de 10 denominaciones (>40%, porcentaje significativamente más alto que el 13% señalado antes como típico en el desarrollo del léxico) de una serie de 25 imágenes de las que pueden evocar espontáneamente su nombre, se puede hablar de trastorno inconsistente. Estas variaciones no se pueden explicar mediante las razones esgrimidas en el párrafo anterior. Esta prueba se podría considerar como el marcador de esta forma de THA.

Además, las variaciones de pronunciación de estos niños contienen errores (en los niveles fonémico y silábico) con un alto grado de impredecibilidad, "extraños" a los errores que se encuentran en el desarrollo típico. Una niña de 5;6, sin dislalia, en el mismo cuento dice <temanitos> y <tesanitos> por <enanitos>, y <emepejo> y unos segundos más tarde <espejito>.

Tampoco en estos niños se encuentran, en general, dificultades oromotrices reseñables. Incluso la conciencia fonológica puede estar bien desarrollada en algunos niños con trastorno inconsistente. Parece que el origen psicolingüístico de este trastorno es la dificultad para formar la plantilla fonológica de las palabras. Es decir, en una etapa de procesamiento anterior al establecimiento del programa motor, es deficitaria o incompleta la actividad de seleccionar y secuenciar los fonemas en una plantilla a partir de la que se ensamblarán las piezas fonéticas, que son los sonidos que realmente se van a realizar en la emisión, sometidos ya a todo tipo de restricciones, como el punto de articulación velar de /n/ ante otra consonante velar como /g/, /k/ y /x/, la transformación de /n/ en /m/ ante una bilabial, la posteriorización de /a/ antes de /l/ cuando forman una misma sílaba, etc.

Y es este origen de la inconsistencia lo que explica que este trastorno sea característico de los THA persistentes.

Parece como si estos niños supieran de qué va el suceso, qué significa la palabra que deben pronunciar, pero no pueden acceder a la forma de esa palabra. Esta inhabilidad para acceder a las especificaciones fonológicas de las palabras contribuye a su producción inconsistente y a dificultades evidentes para encontrar la palabra adecuada en sus interacciones (*word-finding*).

Además, por esta misma razón, su tratamiento es difícil: no se puede contrastar el sonido erróneo empleado con el adecuado, ya que el niño puede utilizar uno y otro para producir la misma palabra, sin que le "suene raro" ninguno de ellos.

En cuanto a los *niveles de gravedad* del trastorno inconsistente, se pueden adoptar, con las modificaciones que sean necesarias a partir de la valoración del habla, los criterios que Monfort y Monfort (2012) proponen para la dispraxia verbal (ver al final de la sección siguiente). No se debe entender por ello que ambas formas de THA son iguales. Es cierto que uno de los núcleos de la dispraxia verbal es la existencia de un trastorno inconsistente, pero, como se describirá seguidamente, la dispraxia verbal incluye además otras alteraciones que la diferencian de aquél. La razón por la que se pueden utilizar los criterios de severidad señalados es que estos autores han basado esos criterios de gravedad en las conductas estrictamente lingüísticas, sin mencionar las dificultades oromotrices que son características también de la dispraxia.

2.5. Dispraxia verbal

En la clasificación de los THA de Dodd no se incluye la dispraxia verbal (en la literatura inglesa se lo denomina desde hace una década *childhood apraxia of speech*, CAS, y con menos frecuencia *developmental apraxia of speech*, DAS, o *developmental verbal dyspraxia*, DVD). De hecho, esta autora la considera como un trastorno aparte, un multidéficit en el que la motricidad tiene un papel importante. Sin embargo, es evidente que sus manifestaciones fonológicas lo sitúan en la misma taxonomía que los anteriores, con un grado más severo que el trastorno inconsistente. Además, su carácter congénito y primario, y el hecho de que sea la dimensión fonológica la afectada, constituyen el fundamento para que se trate como un THA.

Sin embargo, es un trastorno cuya descripción sigue siendo relativamente imprecisa, y su explicación, controvertida. En las formas de THA antes descritas podemos identificar marcadores que los definan, pero, en cambio, la dispraxia verbal se escapa de límites definitorios. Su prevalencia está entre el 0,05% (población escolar) y el 1,3% (población clínica).[1]

La *American Speech-Language-Hearing Association* (ASHA) la define como un trastorno neurológico (pediátrico) del habla y de los sonidos, en el que la precisión y consistencia de los movimientos que subyacen al habla están alteradas en ausencia de déficits neuromusculares. La dispraxia verbal puede ocurrir como resultado de un trastorno neurológico conocido, puede estar asociada a trastornos complejos neuroconductuales con origen conocido o desconocido, o como un trastorno neurogénico idiopático del habla y de los sonidos. La alteración nuclear de la planificación y programación de los parámetros espaciotemporales de las secuencias motoras da como resultado errores en la producción de los sonidos, del habla y de la prosodia.

Sin embargo, ha sido Ozanne (1996) la que ha descrito con más precisión las manifestaciones conductuales de este trastorno. Y, además, lo ha despojado de ese carácter exclusivamente motor tan frecuente en su descripción (incluida la de ASHA), para mostrarnos un trastorno psicolingüístico y de planificación motora. Esta autora, en un cuidadoso estudio, concluye que en los niños con dispraxia verbal confluyen déficits en los tres penúltimos procesos para la producción del mensaje (el último es la ejecución del programa motor, cuya alteración es la disartria). Estos procesos, en orden temporal, y con sus correspondientes manifestaciones en el habla, fácilmente observables, son:

1. Datos extraídos en septiembre de 2012 de http://www.asha.org/policy/PS2007-00277.htm.

1. La formación de la plantilla fonológica de la palabra que se tiene intención de pronunciar por medio de la selección y secuenciación de los fonemas; este déficit produce inconsistencia en la producción de las palabras, como ya hemos señalado:

a) falta de habilidad para mantener la estructura fonológica y fonotáctica de sílabas y palabras; presencia de fenómenos facilitadores como metátesis, omisión de fonemas; articulación inconsistente;
b) aumento de errores al aumentar la longitud del enunciado: más errores en palabras de más sílabas, y en frases;
c) ajustes fonéticos en el habla: errores en vocales, sonidos distorsionados hasta no parecerse a ninguno de la lengua hablada por el niño; inexistencia de balbuceo en etapa prelingüística.

2. El ensamblaje de las piezas fonéticas, la conversión de las secuencias de fonemas de la plantilla en sonidos, con las modificaciones necesarias para que encajen con los sonidos precedentes y consecuentes (como ya se ha descrito someramente más arriba):

a) diferencia en la ejecución de tareas oromotrices y verbales según sean éstas voluntarias o involuntarias: sonidos y palabras que son producidas espontáneamente resultan, sin embargo, difíciles o imposibles de imitar;
b) producción no fluente del habla y dificultad para la planificación fonológica: movimientos vacilantes, prolongaciones, repeticiones, alteraciones prosódicas.

3. La implementación del programa motor que va a hacer posible la ejecución de esos sonidos encajados ya en una secuencia realizable:

a) ejecución pobre de tareas de diadococinesia verbal: lentitud, inhabilidad para producir secuencias correctas;
b) dificultades en tareas oromotrices;
c) falta de control de la entonación por dificultad en la elección de los parámetros de fuerza, en la coordinación de la presión de los órganos articulatorios; es como si no pudieran coordinar todas las acciones a la vez: presión, fuerza, respiración.

Sin embargo, cuando se pregunta a expertos en THA por la presencia de estos síntomas en niños con dispraxia verbal, la coincidencia no supera el 15%, y la mayor coincidencia se produce en la pronunciación inconsistente (Forrest, 2003). Es decir, debemos tener cuidado en este diagnóstico porque sólo en 15-40% de los niños con dispraxia verbal observaremos la mayoría de estos signos, y, por otra parte, porque estas conductas las podremos constatar en niños no diagnosticados de dispraxia verbal. Además, esta autora encontró que, entre los niños que manifestaban una o ninguna de estas conductas (sin dispraxia verbal) y los que manifestaban 12 o 13 de las 17 que exploró, se daba una disminución progresiva, sin saltos. Por eso, Ozanne insiste en que deben ser conductas de los tres procesos descritos las que deben mostrarse deficitarias en un niños con dispraxia verbal. Esta dificultad para su diagnóstico ha llevado a la humorada de afirmar que la dispraxia verbal es un diagnóstico en busca de población.

Podemos obtener informaciones de los padres para asegurar el diagnóstico. Estos niños muestran en el primer año de vida un balbuceo limitado y retrasado; así, mientras los niños con desarrollo típico empiezan a balbucear entre los 6 y los 7 meses, los informes retrospectivos de los padres de niños con dispraxia verbal ponen ese inicio a los 11 meses. En el balbuceo, hay escasa variedad consonántica. Esta limitación trae como consecuencia la reducción de oportunidades para establecer formas fonéticamente consistentes al final de la etapa del balbuceo, que serán las primeras palabras cuando los adultos les dan significado. Y más adelante, a causa del reducido repertorio léxico, se producirá un significativo retraso en la aparición de enunciados de dos palabras (cerca de los 3 años frente a 1;6 en los niños con desarrollo típico).

Lógicamente, es esperable que estos niños muestren dificultades motrices en otras áreas de actividad, sobre todo cuando la coordinación de movimientos debe ser fina. Se puede encontrar la expresión "síndrome del niño torpe" para referirse a la dispraxia. Sin embargo, la precisión, rapidez, complejidad en su coordinación, de los movimientos del habla son tan enormes en comparación con otros movimientos, que se pueden encontrar a niños con dispraxia verbal, pero sin dispraxia en otras funciones motoras, o, al menos, no tan evidentes.

Finalmente, es importante adoptar los criterios de gravedad propuestos por Monfort y Monfort (2012):

- Nivel 1: velocidad de emisión lenta y una prosodia que parece forzada; inteligibilidad en el nivel 4 de la escala NTID (ver en la sección dedicada a la identificación); distorsión de algunos fonemas pero que se diferencian bien de otros; enunciados simples (no más de 3 o 4 palabras); espontaneidad reducida.
- Nivel 2: reducción de palabras a 1 o 2 sílabas e inteligibilidad baja (niveles 2/3 en la NTID); distorsión de algunos fonemas; mejoría en la repetición aislada de fonemas, pero no en palabras; serias dificultades para formar enunciados.

• Nivel 3: producción verbal limitada a onomatopeyas y palabras reducidas a una sola sílaba; repertorio de menos de 10 fonemas; distorsión de fonemas de aparición temprana (vocales, bilabiales, dentales); clara disociación de la producción voluntaria-automática (segunda en los procesos descritos más arriba); nula mejora en tareas de repetición.

3. Evaluación

El primer objetivo de la intervención en los THA es lograr la máxima inteligibilidad del habla del niño. Otros objetivos, secundarios en algunas de las formas de los THA (dispraxia verbal, trastorno inconsistente) y primarios en otras (trastorno de articulación y, en buena medida, fonología retrasada), son la compleción del repertorio fonético, el contraste y la discriminación perceptiva y productiva entre sonidos, la conciencia fonológica, etc.

Entonces, la evaluación es el método que nos permite llegar a identificar los objetivos concretos y diseñar las estrategias más eficaces para lograrlos. En otras palabras, debemos seleccionar las pruebas y pensar bien la manera en que vamos a analizar el habla del niño que nos solicita la ayuda. No suele ser conveniente, por tanto, tener una extensa batería de pruebas para aplicar a todos los niños, tengan una u otra dificultad de habla. No obstante, es cierto que cada logopeda se familiariza con unas pruebas y es capaz de obtener informaciones valiosas por medio de ellas en niños con distintas dificultades. Pero ello no debe ser excusa para zafarnos de la reflexión y de considerar la evaluación como un método en su verdadero sentido, es decir, como un camino para ir más allá, para conocer aquello que queremos conocer sin almacenar datos de escasa o nula utilidad que simplemente han derivado de las pruebas que hemos administrado.

3.1. Repertorio fonético

La exploración del repertorio fonético es sencilla y es la primera evaluación que el psicólogo o logopeda debe hacer. Se trata simplemente de comprobar si el niño es capaz de pronunciar todos los fonemas de la lengua, tras una observación de la boca, lengua y dientes, para descartar que las dificultades proceden de leves alteraciones anatómicas.

Para ello se le pide que repita las vocales y las consonantes, estas últimas al inicio de sílabas abiertas. La razón de emplear sílabas abiertas, y no sílabas complejas o palabras, es que la pronunciación de estas dos últimas combinaciones exige una más compleja organización fonológica a la que el niño podría aplicar algún proceso de simplificación. Por ejemplo, un niño con fonología retrasada al que se le pide que repita <copa> puede decir <popa> por un proceso de asimilación, lo que nos podría llevar al error de considerar que no sabe articular el sonido /k/.

Tampoco es conveniente utilizar imágenes de objetos o acontecimientos porque el niño tenderá a decir el nombre de lo que ve, con la probable aplicación de procesos de simplificación, o recuperará de su memoria de largo plazo el nombre del objeto con eventuales errores "congelados".

Lo más probable es que todas las formas de THA muestren alguna limitación en el repertorio fonético. Y excepto en el caso de la dispraxia verbal no será necesario un examen de praxias linguales, faciales, labiales y fonatorias.

3.2. Organización y secuenciación fonológicas

La exploración de los segmentos más cortos (sílabas complejas directas e inversas) se puede realizar de la misma manera que los fonemas, por medio de la repetición de dichas sílabas.

Para segmentos más largos que impliquen dos sílabas, es necesario que el logopeda se confeccione una breve lista de palabras en las que aparezcan los grupos consonánticos más frecuentes, los formados por los sonidos /l/, /s/, /n/ y /ɾ/ seguidos de otras consonantes o grupos de consonantes como /t/, /k/, /d/, /f/, /p/, /m/, /tr/, etc. Se pueden obviar otros grupos consonánticos menos frecuentes (/pt/, /gn/, /dm/, etc.). Se pide al niño que repita estas palabras, o se puede recurrir a imágenes cuyos nombres contengan esos grupos. El Registro Fonológico Inducido (Monfort y Juárez, 1989) o la lista de palabras de Aguilar y Serra (2007) pueden facilitarnos las cosas.

Para identificar procesos estructurales de simplificación es necesario que el niño diga palabras más largas (<dinamita>, <golondrina>, <marinero>, etc.) y enunciados, a partir de los que podremos registrar modificaciones de la estructura incluso en palabras que el niño pronuncia bien cuando van aisladas. Para esta evaluación, el test de Bosch (2004) es una herramienta muy útil, no sólo por el propio test, sino por el protocolo exhaustivo que ofrece para registrar todo tipo de proceso de simplificación. El análisis de los procesos fonológicos se basa en 32 palabras que el niño dice en enunciados a partir de 12 láminas. Y ese es el valor de este test: que permite identificar los procesos de simplificación en contextos lingüísticos naturales, no en palabras aisladas. Es necesario mantener esta característica en niños poco habladores; no podemos llevar a cabo el análisis de esos procesos haciéndoles repetir las palabras que sirven de base para dicho análisis, debemos forzar la producción de enunciados que contengan esas palabras.

En cualquier caso, es imprescindible tomar una muestra del habla del niño en situaciones naturales. Se puede grabar en video la interacción del niño con el propio logopeda, si se ha establecido una relación fluida, o con los padres en la propia consulta. Pero es frecuente que las muestras de habla así tomadas sean limitadas a causa de la inhibición del niño. Entonces, se pide a los padres que graben una serie de interacciones que deben abarcar al menos estos contextos: contar un cuento conocido (con ayuda de los padres en muchas ocasiones, dependiendo de la edad), recontar un cuento o varios cuentos (constituidos por 3 o 4 frases en los niños pequeños), hablar con los papás de algún acontecimiento vivido por todos (visita a la abuela, salida al parque, cumpleaños, etc.) para que los padres puedan preguntar, anticipar, ayudarle. Esta grabación debería contener al menos 50 enunciados del niño de más de una palabra.

El análisis de la grabación nos dará toda la información acerca de los procesos de simplificación, confirmará y probablemente ampliará la información obtenida por medio del test de Bosch.

Probablemente todas las formas de THA, excepto el trastorno de articulación, muestren déficits tras el examen de los procesos fonológicos de simplificación.

3.3. Inteligibilidad

Además, esta muestra de habla nos permitirá obtener un índice importante para medir la inteligibilidad del habla del niño: el porcentaje de consonantes correctas (PCC), creado por Shriberg y Kwiatkowski (1982) y revisado por Campbell, Dollaghan, Janosky y Adelson (2007) a partir de 3 extensos corpus de datos.

Para este cálculo es necesario transcribir fielmente el habla del niño; después se cuentan las consonantes correctamente pronunciadas, considerándose errores las omisiones, sustituciones y las metátesis. Las dislalias no se contabilizan ni como acierto ni como error; el resultado se divide entre el total de consonantes que constituyen esa muestra de habla si estuviera correctamente pronunciada y el cociente resultante se multiplica por 100. Este cálculo se puede hacer sobre 50 palabras o sobre 15 minutos de transcripción. En cualquier caso, es conveniente que en la muestra analizada haya palabras de clase abierta (nombres, adjetivos, verbos, adverbios), pero también palabras de clase cerrada (preposiciones, determinantes, conjunciones) para comprobar el efecto de la emisión de frases sobre palabras no acentuadas.

En Campbell *et al.* (2007) se encuentra información sobre medias y desviaciones desde niños de 1;6 hasta niños de 14;4, cada 3 meses en la primeras edades. Son datos del inglés, pero pueden ser orientativos hasta que tengamos esa misma información en nuestras lenguas.

Para la valoración del PCC podéis tener en cuenta los siguientes criterios, aplicables a partir de los 4 años, ya que a los 3;7 los niños con desarrollo típico ya alcanzan un PCC de 90 o más, pero siempre en combinación con las medias del estudio de Campbell *et al.*:

PCC >85	Trastorno leve
PCC 65-85	Trastorno moderado
PCC 50-65	Trastorno moderado-severo
PCC <50	Trastorno severo

Por último, el PCC es un índice que se puede utilizar para comprobar la eficacia de nuestra intervención, lo que exige calcularlo cada determinado tiempo.

Existe otra forma de valorar la inteligibilidad, menos precisa, pero útil para nuestras comunicaciones con los padres y profesores. Es la escala del *National Technical Institute for the Deaf* (NTID), ya descrita.

La inteligibilidad será normal en los niños con trastorno de articulación, variable en los de fonología retrasada y trastorno desviado consistente, con una ininteligibilidad desde leve hasta severa. Una ininteligibilidad entre moderada y severa será característica de los niños con dispraxia verbal y, probablemente, en los que muestran un trastorno inconsistente.

3.4. Percepción y discriminación fonemáticas

La explicación con más base científica de los THA (exceptuando sólo en parte la dispraxia verbal) procede de la limitación general del procesamiento o de la limitación de alguno de los componentes de ese sistema de procesamiento. El mecanismo cuyo déficit se ha considerado como mejor candidato para esa explicación es la memoria de trabajo. En relación con la limitación general del sistema de procesamiento lingüístico hay abundantes estudios que ponen de manifiesto que este sistema limitado puede dedicar más recursos a una actividad lingüística mermando los dedicados a otra. Por ejemplo, los THA, salvo el trastorno de articulación, se producirían porque la fonología sería la dimensión del lenguaje más vulnerable frente a la importancia de la semántica en la comunicación. *"Take care of the sense, and the sounds will take care of themselves"*, le decía la antipática Duquesa a Alicia (en la País de las Maravillas).

Por eso, las dificultades de discriminación y percepción de los fonemas no suelen ser, de manera general, un objetivo central en la evaluación ni en la intervención de los THA; no están en su origen. Sin embargo, cuando comprobamos que un niño omite o sustituye un sonido sistemáticamente, debemos asegurarnos de que es capaz de contrastarlos y de identificarlos. Por ejemplo, un contraste que puede ofrecer estas dudas es el de /d/-/ɾ/ en posición intervocálica, o, con mucha menos frecuencia, el de las oclusivas sordas con sus correspondientes sonoras o el de los sonidos /l/ y /n/ ante /d/ (<falda> frente a <fanda>) y el de los sonidos /l/ y /ɾ/ tras consonante en la misma sílaba (<prado> frente a <plado>, etc.).

Para ello, una vez identificados los sonidos cuyo contraste queremos explorar, hacemos que dos personajes (muñecos) pronuncien cada uno una palabra o pseudopalabra de estructura sencilla (<codo> frente a <coro>, por ejemplo), y se le pregunta al niño «¿quién ha dicho codo?». Es conveniente repetir la tarea con la otra palabra.

Otra tarea interesante es pedir al niño que nos indique de alguna manera (levantando un dedo, etc.) cuándo nosotros decimos una u otra palabra.

Estas simples tareas nos darán información precisa sobre sus dificultades de discriminación concreta de los sonidos que confunde en su habla. Los test generales de discriminación no son necesarios, incluso nos pueden dar informaciones que nos confundan. Por ejemplo, un niño puede fallar en ítems del test, haciéndonos considerar que tiene dificultades en discriminar esos sonidos, y llevándonos a gastar un tiempo en hacer ejercicios con esos sonidos, cuando, sin embargo, es capaz de emplearlos de manera contrastada en su habla.

En este sentido debe tenerse en cuenta un principio básico que de maneras distintas se ha comprobado en la investigación: hay que evitar las actividades interpuestas en la intervención; es decir, si un niño no discrimina bien la pareja /d/-/ɾ/, deberemos ejercitar esa discriminación, y no hacer ejercicios de discriminación de ruidos (palmadas-risas, etc.) ni de otros sonidos, ya que su influencia en la mejora del habla del niño con THA es nula (Joffe y Pring, 2008). Y eso mismo se aplica a la evaluación: no es necesario ni conveniente evaluar contrastes de sonidos que el niño utiliza en su habla, ni otros sonidos y ruidos que no pertenecen al habla.

3.5. Consistencia

Para el diagnóstico diferencial de los trastornos desviados es necesario utilizar pruebas que explícitamente pongan de manifiesto si un niño hace siempre el mismo error fonológico en una palabra concreta. Para ello, Dodd (1996) propone una lista de 25 palabras de distinta longitud (*dinosaur, slippery slide, girl, rain,* etc.) representadas en imágenes que el niño debe denominar en tres ocasiones separadas por otra actividad. Cuando el niño no sabe el nombre del objeto representado, se le dan claves semánticas pero no se le dice el nombre.

En español, Cervera e Ygual (2001) publicaron esta prueba adaptada a las características de nuestra lengua junto a las 25 imágenes a denominar. El criterio diagnóstico es el que propuso Dodd: una denominación distinta de 10 o más palabras (40%) en dos o en las tres pruebas justificaría el diagnóstico de trastorno inconsistente.

Es necesario valorar de forma muy rigurosa la pronunciación diferente; pero no se considerarán variaciones computables los intentos ligeramente diferentes en los sonidos vibrantes y fricativos, especialmente. En los primeros, el niño puede hacer esfuerzos para articular /r/ que pueden producir distorsiones; en los segundos, los esfuerzos del niño pueden modificar el sonido, pero es necesario que siga siendo fricativo y que se mantenga el punto de articulación, aunque sea aproximado.

Cervera e Ygual advierten que el 40% no es un criterio psicométrico, y que, por tanto, la valoración subjetiva del examinador es aceptable en los casos cercanos a ese porcentaje; y esta valoración se puede basar, por ejemplo, en el grado de inteligibilidad.

Lista de palabras de Cervera e Ygual (2001) para valorar la consistencia

Las imágenes pueden conseguirse en bscw.rediris.es/pub/bscw.cgi/299157 (Cal1A.zip)

	Palabra	**Intento 1**	**Intento 2**	**Intento 3**	**Consistente SI o NO**
1.	bicicleta				
2.	calcetines				
3.	sacapuntas				
4.	serpiente				
5.	tobogán				
6.	chupete				
7.	chocolate				

8.	mariposa				
9.	dinosaurio				
10.	elefante				
11.	tortuga				
12.	flauta				
13.	plancha				
14.	plátanos				
15.	calzoncillos				
16.	delfín				
17.	tijeras				
18.	bombilla				
19.	conejo				
20.	pintalabios				
21.	camello				
22.	cocodrilo				
23.	vaca				
24.	cepillo				
25.	ambulancia				

Recuadro 2

3.6. Conciencia fonológica

La lectura y la escritura pueden ser en un magnífico sistema aumentativo del habla. Un niño con fonología retrasada, por ejemplo, puede mejorar la secuenciación de los sonidos en sus producciones verbales si, además de percibirlas auditivamente, ve los sonidos dibujados en una cadena de letras.

Se suele considerar, no obstante, que las habilidades englobadas en la expresión 'conciencia fonológica' estarían muy alejadas de las posibilidades de los niños con THA, especialmente, en los niños con trastorno inconsistente y dispraxia verbal, lo que supondría una dificultad para aproximarlos a la lectura y, por tanto, para mejorar su habla con ayuda de esta habilidad. Sin embargo, hay bastantes evidencias de que la inclusión en el programa de intervención de los niños THA de objetivos relacionados con la conciencia fonológica no es sólo posible sino deseable y eficaz (McNeill, Gillon y Dodd, 2009).

Por todo ello, parece necesario evaluar la conciencia fonológica. Los instrumentos en español que pueden emplearse son los creados por Jiménez y Ortiz (2008), que pueden aplicarse desde los 4 años, y la prueba *Conocimiento fonológico*, dentro del test CELF-4 (Semel, Wiig y Secord, 2006), aplicable desde los 5 años. El fundamento de estas evaluaciones es ya conocido: manipulación de segmentos del habla (palabras, sílabas y sonidos) en tareas de omisión, sustitución, identificación en distintas posiciones y secuenciación.

4. Intervención

4.1. Trastorno de articulación

La intervención en este trastorno tiene un evidente carácter tecnológico. Es necesario conocer las prácticas que permiten modificar los movimientos de los órganos de la articulación, enseñar a coordinar parámetros de espiración, presión, etc., estimular determinadas sensaciones en un medio isotérmico como el interior de la boca (en el que, además, los contactos son difíciles de notar por producirse entre mucosas húmedas de saliva)... Y este conocimiento se puede adquirir a partir de trabajos escritos de los que los logopedas disponen. Pero más importante que eso es aprender a llevar a la práctica esos conocimientos con niños concretos y distintos. Y esto sólo se logra en compañía de un experto que nos supervise la intervención sobre un niño real.

Estas prácticas son conocidas y están perfectamente descritas desde hace mucho tiempo. La guía más utilizada ha sido, sin duda, la propuesta por Perelló, Ponce y Tresserra (1981), pero hay otras muchas que no varían significativamente en las actividades propuestas.

Establecimiento de sonidos ausentes, sustituidos o distorsionados

Origen en la terapia articulatoria tradicional. Fases:

1. Identificación del sonido estándar.
2. Discriminación de ese sonido respecto del sonido emitido por el niño, a través de su contraste.
3. Logro de su articulación correcta.
4. Estabilización del sonido en forma aislada, después en sílabas, en palabras... en todos los contextos y situaciones de habla.

Cuando el trastorno de articulación afecta a varios sonidos, la selección se hará según este orden: a) proceder según la secuencia evolutiva (tomar como base el estudio de Bosch, 1984); b) sonidos con gran impacto en la interacción social (en castellano, catalán y gallego /s/ aparece prácticamente en todas las emisiones por su función de marcar el plural, y, por tanto, su adquisición tiene un efecto mayor que otros); c) sonidos estimulables, es decir, sonidos que el niño puede repetir de manera aislada; d) sonidos que contrasten mínimamente con otros ya presentes en el repertorio del niño (/p/-/b/, /s/-/ʃ/, etc.); e) sonidos que provoquen mayor ininteligibilidad (los más frecuentes de una lengua: /s/ en castellano, por ejemplo); f) sonidos erróneos de forma inconsistente, y g) los sonidos erróneos más desviados del desarrollo típico.

Los objetivos c, d, e, f y g son importantes en los trastornos de articulación presentes en otras formas de THA, como el trastorno desviado consistente, inconsistente y dispraxia verbal.

Recuadro 3

Para el establecimiento del sonido, se pueden emplear imágenes que hacen consciente al niño de su error. El tipo de imágenes depende de la edad del niño, lógicamente. Las típicas imágenes de una boca con el gesto correspondiente al sonido que se quiere establecer son comprendidas sólo a partir de cierta edad.

Es conveniente también emplear pequeñas "narraciones" para dar a entender qué se debe hacer: "encerrar el tigre (lengua) en la jaula (boca)". Cuando el logopeda adquiere práctica, estas "narraciones" y las imágenes resultan muy fáciles y ajustadas al niño, al momento, a la actitud, a la motivación.

Una práctica muy extendida es la referida a los ejercicios motores y masajes para fortalecer, dar más tono a los músculos, especialmente la lengua, y aumentar la fuerza del soplo. Sin embargo, esta forma de tratamiento no tiene ningún efecto en la mejora de la articulación, ni en otros trastornos fonológicos. Es evidente que los niños sin trastornos de articulación consiguen producir todos los sonidos con una fuerza de soplo y un tono muscular similares a los de cualquier niño sano con trastorno de articulación. Es decir, no es eficaz usar tiempo llevando a cabo actividades y ejercicios interpuestos. Esta falta de relación entre los tratamientos oromotrices que no van dirigidos a los movimientos concretos del habla y la mejora de la articulación y de la secuenciación fonológica ha sido comprobada en multitud de trabajos (Bowen, 2009; McCauley y Fey, 2006; Ruscello, 2008, entre otros).

Finalmente, es conveniente la utilización de refuerzos (una ficha por cada vez que se use el sonido recién establecido, para intercambiar después las fichas acumuladas por algún objeto o actividad agradable). Estos refuerzos dependerán también de la facilidad de generalización, de las características del niño, etc.

Tras el aprendizaje del sonido alterado es necesario dedicar un tiempo y unas actividades diferentes a su generalización en diversos contextos lingüísticos e interactivos. Algunos sonidos son fáciles de generalizar, por ejemplo /r/: es un sonido muy diferente de todos los demás desde el punto de vista perceptivo, las sensaciones propioceptivas del niño al producirlo son claramente distintas y muy notables (la vibración repetida es una sensación no experimentada antes con ningún otro sonido), etc. Pero hay otros con sensaciones propioceptivas muy cercanas a la producción de otros sonidos. Por ejemplo, es difícil tomar consciencia de la distinción /d/-/ɾ/ por medio de la percepción auditiva, de las sensaciones en la boca y de los movimientos de la lengua. Otros pares están a medio camino de esa dificultad (/θ/-/s/, dependiendo de las características del habla del entorno, o /s/-/c/-/ʃ/).

Para la generalización de estos sonidos es útil la estrategia de los pares mínimos. El logopeda o el adulto puede provocar el error comunicativo respondiendo a lo que el niño realmente dice, y ello provoca una autocorrección del niño («¿Que te has comido una pela? ¿qué es una pela?... ¡Ah! ¡una pera!»). Tras la autocorrección, el logopeda o los padres deben emitir unos 2 o 3 enunciados que incluyan la palabra con el sonido correcto (estimulación focalizada).

En castellano resulta difícil encontrar palabras que se diferencien sólo en un sonido y que cumplan la misma función semántica y gramatical: que sean los dos nombres de alimentos y que puedan actuar de objeto directo de un mismo verbo, por ejemplo, para poder hacer una oración en la que realmente se perciba que la homofonía impide la comunicación. Pero se consigue el mismo efecto empleando pseudopalabras («¿Había muchas modas en el campo? ¿cómo son las modas? ¿pequeñas y se comen?... ¡moras! ¡qué buenas son las moras!». Para un niño de 4 o 5 años la palabra <moda> es una pseudopalabra).

Pares mínimos

Un par mínimo es un conjunto de palabras que difieren en un solo sonido, de modo que esa diferencia es suficiente para cambiar de significado. Dicha diferencia normalmente se refiere sólo a un rasgo fonético (en <besa>, <pesa>, <mesa> los tres sonidos iniciales comparten el punto de articulación, los dos primeros comparten, además, su carácter oral (frente al nasal de /m/) y el hecho de que sean oclusivos, y el primero y el tercero comparten la sonoridad (frente a la ausencia de sonoridad de /p/), y se diferencian en la presencia de sonoridad, /p/-/b/ y /p-m/ y en la nasalidad /m-b/ y /m-p/). También se considera un par mínimo la pareja de palabras que se diferencian por la presencia o ausencia de un sonido (<blanco-banco>).

Precisamente se consideraba la homofonía resultante de dos palabras con significados diferentes el fundamento para que el niño cambiara e introdujera una distinción entre esas dos palabras. Decir <todo> para referirse a <todo> y a <toro> es confuso para un niño, y esa homofonía empujaba a una reestructuración de ambas secuencias de sonidos.

Sin embargo, también debe tenerse en cuenta el fundamento pragmático de la eficacia de esta estrategia: el hablante se ajusta a las necesidades del oyente ayudándole a resolver las incertidumbres y fallos de comunicación que pueden seguirse de su participación en la interacción. Son los adultos los que, en sus interacciones con los niños, se convierten en eficaces reparadores de estas rupturas. Pero no debe desdeñarse la tendencia del niño con THA a seguir este principio pragmático.

La población en la que se ha mostrado más eficaz es la constituida por niños con fonología retrasada de nivel leve o moderado (niveles de severidad 1 y 2). La fonología retrasada de moderada a grave exige tantos cambios en el sistema fonológico del niño que resultan improductivos los contrastes de un solo sonido en parejas o tríos de palabras.

También se ha mostrado eficaz esta estrategia en niños con hipoacusia, en niños con trastornos de la articulación con sustituciones persistentes (como las descritas en esta sección) e incluso en disglosias por insuficiencia velopalatina.

Recuadro 4

Esta estrategia tiene una sólida base empírica, repetidamente puesta a prueba con buenos resultados. El THA al que va dirigida es primariamente la fonología retrasada; sería la estrategia adecuada para lograr mayores niveles de inteligibilidad. Pero se ajusta perfectamente para la superación de los trastornos de articulación descritos. Y, además, es muy fácil encontrar materiales gráficos y sonoros en la red para poder llevarla a cabo y para implicar de una manera divertida a los padres.

4.2. Fonología retrasada de leve a moderada

El objetivo fundamental de la intervención en la fonología retrasada es conseguir una inteligibilidad total del habla del niño. Para ello, es necesario identificar todos los procesos de simplificación presentes en el habla del niño así como los contextos en los que se producen. Es conveniente recordar que una palabra bien pronunciada de manera aislada puede presentar omisiones y sustituciones de sonidos cuando forma parte de una frase.

Se puede considerar la edad de 5;6 como el límite temporal a partir del cual el impacto de los trastornos fonológicos que persisten después de esa edad sobre aprendizajes posteriores es significativo e inevitable. Se hace referencia especialmente al aprendizaje del lenguaje escrito. Incluso en niños en los que se ha logrado superar la simplificación fonológica bastante antes de esa edad se constatan frecuentemente dificultades en esos aprendizajes que suponen codificar y descodificar (escribir y leer) el código hablado.

Una vez identificados los procesos de simplificación, se seleccionan aquéllos que van a ser objeto de intervención en primer lugar. Los criterios para establecer el orden deben estar fundados en la secuencia típica de desarrollo, ya que se trata de procesos de simplificación *evolutiva*. Por ejemplo, la superación de asimilaciones y sustituciones que afecten a los sonidos oclusivos será uno de los primeros objetivos. Se pueden también adoptar criterios relacionados con el impacto que se puede conseguir en el habla del niño. Por ejemplo, lograr que el niño utilice /s/ al final de sílaba aumenta significativamente la inteligibilidad. En cualquier caso, deben establecerse los objetivos con claridad, evitando la intervención incidental como eje de la acción logopédica.

En el siguiente recuadro mostramos un ejemplo de objetivos y estrategias en un niño concreto a partir del modelo tomado de McCauley y Fey (2006). Como ya se ha señalado el objetivo primero es la inteligibilidad, que se pretende aumentar a partir de la mejora de la secuenciación de los sonidos primero en palabras y después en enunciados, y del estímulo de la fluidez entre sonidos agilizando el paso de una articulación a otra. En la primera parte de la intervención se han establecido tres objetivos concretos: la producción de /n/ y /s/ al final de sílaba y la superación de la asimilación de /k/ en /t/ (<tama> por <cama>, por ejemplo).

Modelo de intervención

Ejemplo de primeras etapas de intervención en un caso de fonología retrasada en un niño de 4;6.

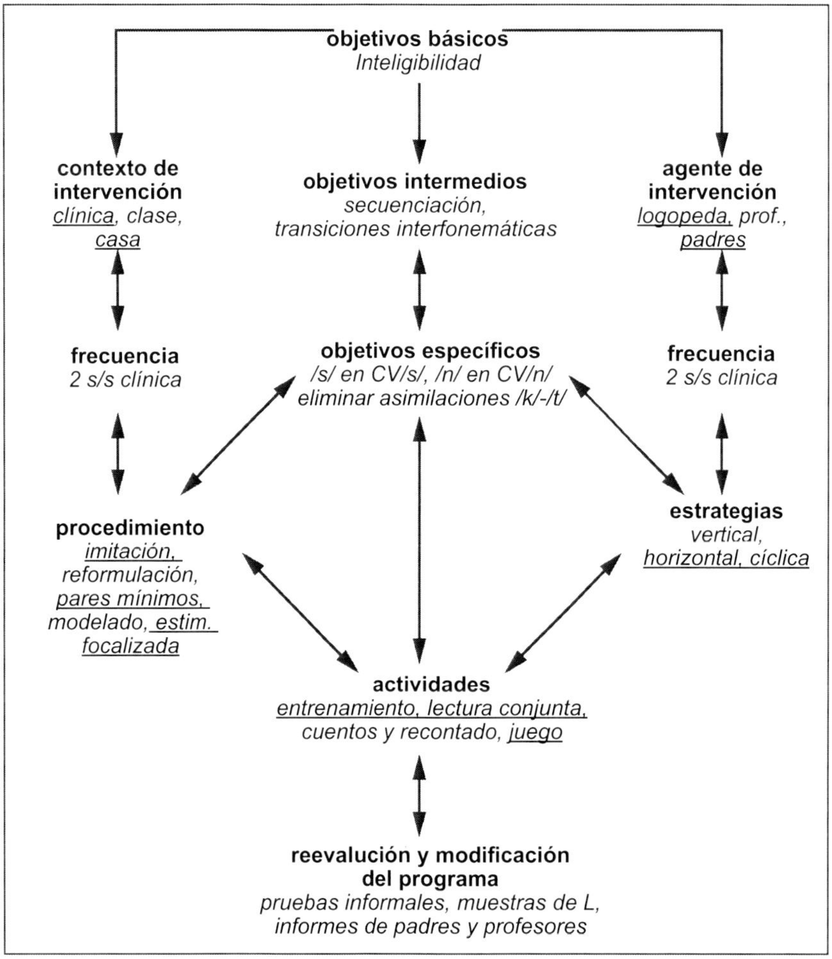

Tomado de McCauley y Fey, 2006

Recuadro 5

Los procedimientos que se van a emplear son: pares mínimo e imitación (logopeda), y estimulación focalizada (padres), con una estrategia horizontal (no se consideran unas formas precursoras de otras) y cíclica (se interviene en una forma durante una semana, después se pasa a otra en la siguiente semana, para volver a la primera en la siguiente, etc., hasta que se consigan fijar en el habla del niño), en dos sesiones semanales de logopedia de 30-40 minutos.

Estimulación focalizada

En la estimulación focalizada se somete al niño a una exposición concentrada a una determinada forma (una palabra, un morfema, un sonido dentro de una palabra con significado, un uso concreto: pedir, describir, etc.) en contextos naturales de comunicación. Se trata de un "bombardeo" de la forma objeto de intervención, sin que la interacción pierda su carácter natural.

Puede reducirse simplemente a esa exposición, o puede ésta ser seguida de un arreglo del contexto para darle oportunidades al niño de producir la forma objetivo. Incluso se puede estimular al niño para que produzca la forma objetivo por medio de preguntas abiertas o comentarios.

En ocasiones la estimulación focalizada adopta el carácter de una reformulación (repetir exactamente el enunciado o la palabra del niño incorporando la corrección de la forma objetivo, con cierto énfasis prosódico).

La estimulación focalizada ha mostrado su eficacia en el inicio tardío, en la fonología retrasada y en la discapacidad intelectual.

Recuadro 6

Los pares mínimos, en este caso concreto, incluyen actividades perceptivas, identificando la palabra con uno u otro sonido en imágenes (<capa> / <tapa>) o por medio de gestos cuando no se pueda representar una de las palabras (<Titina> / Cristina>, teniendo en cuenta que sería <Quitina> el objetivo, ya que los grupos consonánticos se dejarán para más adelante). En general estas actividades durarán poco tiempo, pero es necesario llevarlas a cabo para asegurar que la discriminación de ambos sonidos está lograda. Después se pasará a la producción de esas parejas o tríos de palabras (o pseudopalabras), que es el objetivo nuclear de esta estrategia en niños con fonología retrasada (frente a niños con hipoacusia con o sin prótesis auditivas, en los que la discriminación perceptiva tiene una importancia mayor).

El uso de pseudopalabras es rechazado desde perspectivas teóricas e ideológicas que excluyen de la acción logopédica cualquier actividad supuestamente desligada del currículo, de la interacción real y actual, que rechazan en primera instancia la logopedia individual, etc. Sin embargo, se ha comprobado la utilidad de esta estrategia en la práctica logopédica diaria y en investigaciones rigurosas, en las que se comprueba que es más eficaz y eficiente que el empleo de palabras reales para la generalización de las transiciones fonemáticas aprendidas y de los procesos de simplificación eliminados (Gierut, Morrisette y Ziemer, 2010). Esto, por otro lado, no es extraño: en primer lugar, toda palabra nueva es una pseudopalabra para el niño (cuando se emplean pseudopalabras en la intervención, se les da un significado en forma de dibujos irreales, etc.); en segundo lugar, la introducción de una nueva palabra provoca cierto nivel de competición dentro del sistema léxico, de tal manera que la pronunciación de cada palabra se ajusta (mejora) a la nueva situación; sería algo parecido a lo que ocurre en las primeras etapas de adquisición del vocabulario: cada nueva palabra obliga a reorganizar el léxico, es decir, a diferenciarse en la pronunciación, además de delimitar los campos semánticos.

Las actividades que servirán de marco de la práctica de los procedimientos señalados serán el entrenamiento directo y el juego (logopeda) y el formato de lectura de libros y el juego (padres). La evidencia empírica pone de manifiesto la mayor eficacia del entrenamiento directo (actividades de pares mínimos organizadas y dirigidas por el logopeda, que incluyen correcciones explícitas como «he oído que decías 'topa', no 'copa'») respecto de otras formas sin estas correcciones.

Sin embargo, debemos tener en cuenta que en la mayor parte de los niños con adquisición tardía de la fonología, el problema fundamental se da en el discurso, en las unidades oracionales y supraoracionales, no en las palabras aisladas. Así pues, las actividades con estrategias como los pares mínimos no lograrán la desaparición de todos los procesos de simplificación fonológica en la conversación, en la narración y en las demás formas de comunicación lingüística. La razón de esta dificultad es que un enunciado, desde un punto de vista exclusivamente fonológico, no es una sucesión de palabras delimitadas por pausas, sino que es una cadena mucho más larga que una palabra en la que se producen los esperables fenómenos de coarticulación (modificaciones de los sonidos en función de los que estén inmediatamente antes y después, aunque pertenezcan a distintas palabras), y que, por tanto, van a aumentar las posibilidades de que se produzcan simplificaciones junto al menor control por parte del niño de esa acumulación de sonidos encadenados.

Por tanto, será necesario que se programen estrategias para ayudar al niño con THA a superar esos procesos en los que realmente se habla: frases y actividad discursiva en general. La participación de los padres es, en esta parte de la intervención, esencial. La reformulación, las rupturas comunicativas controladas y el propio juego humorístico de comparar dos frases, la correcta y la que contiene un sonido incorrecto, son actividades que de forma incidental o *ad hoc* pueden ser eficaces. Deberemos cuidar de no aumentar las demandas cognitivas llevando a cabo estas actividades en situaciones de aprendizaje de otros contenidos. Por ejemplo, estas estrategias no deben ser empleadas cuando el niño está aprendiendo a hacer los números, sino que tendremos que lograr que la mayor parte de los recursos atencionales y de memoria del niño estén dedicados a la mejora de su habla (ver actividades para el trabajo con los padres en Bowen y Cupples, 2004, en McCauley y Fey, 2006, y en Williams *et al.*, 2010).

4.3. Fonología retrasada entre moderada y grave y trastorno desviado consistente

Cuando los niños muestran este nivel de retraso en la adquisición fonológica, es muy frecuente encontrar que se asocia a trastornos del lenguaje, en especial la otra dimensión formal, la morfosintaxis, y también se ha constatado el mayor riesgo de experimentar más adelante trastornos en el aprendizaje del lenguaje escrito. Por ello, será necesario acompañar la intervención que se propone con actividades de conciencia fonológica.

En estos casos la estrategia de pares mínimos no es eficaz. Compárense, por ejemplo, estos tres enunciados:

1) «e cocolido tene mucho liente pelo no tene oleja» (4;9; sólo falta en el repertorio fonético de este niño el sonido /ɾ/, que es sustituido por /l/);
2) «y toro titado hateto té ɾaíta, e Titina e popotera» (y sólo (he) pintado haciendo tres rayitas, en Cristina la logopeda) (4;6; al repertorio fonético de este niño sólo le falta el sonido /x/ que es sustituido por /k/);
3) «e yiya manaza e yiya ete yeno e pepito pipe mala» (parte del cuento de Blancanieves; se distinguen algunas palabras: 'manaza' por 'manzana', 'pipe' por 'príncipe', 'pepito' por 'besito') (5;8; al repertorio fonético de esta niña sólo le faltan /s/ y /tʃ/ que son sustituidas por /θ/).

En el enunciado del primer niño se constatan una serie de sustituciones y omisiones constantes: simplificación de diptongos, que parece estar congelada en palabras de temprana aparición ('tene' frente a 'liente'), ausencia de /l/ al final de sílaba (en el enunciado transcrito sólo aparece una vez, "e" por "el", pero es una característica del habla de este niño), asimilaciones y metátesis en palabras largas ('cocolido', 'pitotótamo'). La utilización de pares mínimos en este niño ha resultado eficaz, porque cada palabra simplificada tiene sólo una palabra estándar que contraste con ella. Los procesos fonológicos congelados se pueden contrastar también con una sola forma estándar.

Sin embargo, en el segundo enunciado varios sonidos (/θ/, /d/, /k/, /s/, y con frecuencia /p/, por asimilación) son sustituidos por /t/, es decir, si este niño dice <rota>, podría referirse a <roza, roca, rosa, rota>, lo que hace casi inservible la estrategia de pares mínimos, ya que se tendrían que diseñar actividades para distinguir cada sonido de todos los demás.

En el tercero, sería prácticamente imposible la utilización de pares mínimos a causa de la ausencia de la mínima inteligibilidad, que impide identificar reglas que permitan encontrar palabras o construir secuencias contrastadas en función de un solo sonido.

En estos casos de fonología retrasada entre moderada y grave, se ha propuesto una variación de los pares mínimos: las *oposiciones múltiples*. Se trata de que el logopeda sepa identificar la regla que subyace a las sustituciones que se observan en el habla del niño. Para ello, es esencial disponer de una grabación suficientemente extensa como para encontrar muchas de esas sustituciones. Una vez identificada esa regla, se entrena al niño a contrastar los sonidos que son sustituidos por uno.

La intervención es más difícil, pero si se logran identificar las reglas de simplificación, los efectos de esa intervención se extienden fácilmente al sistema fonológico, y esto es especialmente importante en el trastorno desviado consistente. No obstante, debe tenerse en cuenta la posibilidad de que algunas formas, las más frecuentes en el vocabulario usual del niño, se queden congeladas.

Entonces, en el caso del segundo enunciado se puede identificar la regla de que cuatro sonidos, /θ/, /d/, /k/ y /s/, a los que se puede añadir el grupo /tr/, son sustituidos por /t/ prácticamente en todas las ocasiones. No se trata de varios procesos de simplificación evolutiva, es una regla fonológica. Entonces, se trata de oponer varias palabras objetivo a la vez. Probablemente será necesario construir pseudopalabras (que pueden ser nombres de cosas o personajes imaginarios) para tener un conjunto de oposiciones múltiples, acompañadas primero de otra consonante fácilmente contrastable por ser de temprana aparición, por ejemplo /p/: <sopa, dopa, copa, zopa, tropa, topa>. Las fases de la intervención son similares, según la explicación que ofrece Willams (2009), a las utilizadas con los pares mínimos y en la intervención de los trastornos de articulación:

1) Familiarización + producción. Imitación como procedimiento. El niño repite las palabras y "negocia" con el logopeda el significado de las pseudopalabras para crear un contexto significativo del que se pueda hablar. Se contrasta cada palabra con las otras (en el caso que nos sirve de ejemplo serían 30 parejas: <dopa-topa>, <sopa-topa>, <copa-topa>, <zopa-topa>, <tropa-topa> y así sucesivamente). La familiarización consistiría en hacer los contrastes despacio para que el niño perciba bien cómo se diferencian los sonidos. Es evidente que la edad determina el tipo y la extensión de esa explicación.

2) Contraste + juego en contexto natural. La primera parte de esta fase tiene la imitación como procedimiento y es individual. Se trata de que el niño practique todos los contrastes, uno a uno, por imitación, y después otra vez, modificando el orden de presentación. Si consigue un 70% de aciertos se pasa a la sesión de 5 minutos de juego (se puede utilizar un sistema de economía de fichas, pegatinas, etc., para hacerlo consciente de sus éxitos). El juego podría ser el veo-veo, teniendo todas las palabras representadas gráficamente o recortadas en cartulina se empieza, para provocar que el niño diga la palabra del dibujo solicitado; en este juego de veo-veo la clave deberá ser un color, una forma, etc., sólo en algunos casos de niños mayores la clave será el sonido por el que empieza la palabra. Logopeda y niño se turnan. Es evidente que en este tiempo no se logran todos los contrastes, pero el logopeda se puede centrar en la palabra con el sonido más difícil. En la parte del juego se debería lograr un 90% de aciertos en dos juegos consecutivos.

3) Contrastes dentro de un contexto comunicativo. Interacción espontánea que siga las reglas de un juego. Juegos como el *memory* o pedir a otro las tarjetas representando una de las imágenes con las que se han trabajado, pueden ser útiles en esta fase. Se debe superar el 90% de aciertos para finalizar la intervención sobre los contrastes que han sido el objetivo. En esta fase se hará un análisis de la conversación del niño, y si no llega a un 50% de producciones correctas de los contrastes objetivo, se pasa a la fase 4.

4) Reformulaciones conversacionales. En escenarios conversacionales (ir a una tienda, ir al parque, etc.) se reformulan con estimulación focalizada las palabras que contengan el contraste objeto de la intervención.

Otra estrategia útil para los niños con fonología retrasada entre moderada y severa es el de oposiciones máximas, basado en las propuestas de Gierut (2007), que podría ser definido como abordajes logopédicos basados en la complejidad (Williams *et al.*, 2010).

Oposiciones máximas

La estrategia de oposiciones máximas (Gierut, 2007) no se basa en la homonimia, como los pares mínimos, sino en el contraste de sonidos que compartan el mínimo número de rasgos posible. Por ejemplo, /m/ y /b/ comparten el punto de articulación (bilabiales), la sonoridad, y se diferencian en que uno es nasal y el otro es oral; /p/ y /b/ se diferencian sólo en que uno es sordo y el otro sonoro; en cambio, /θ/ y /b/ no comparten nada: /θ/ es fricativo, sordo y dental, mientras que /b/ es oclusivo, sonoro y bilabial. Entonces, los contrastes máximos (/b-θ/) serán más fáciles de aprender que los contrastes mínimos, y, por tanto, facilitan la transición fonemática (pasar de una a otra articulación).

Gierut tiene en cuenta tres características de los sonidos para decidir en qué orden deben ser intervenidos: el *repertorio fonético productivo* que, según esta autora, es continuo, desde los sonidos más seguros a los inexistentes; la *sonoridad*, que ella valora de 0 (máxima sonoridad) a 7 (mínima sonoridad) y que se rige por un principio de la secuencia de sonoridad, y la *estimulabilidad*: un sonido es estimulable si es producido de manera aislada o en sílabas CV, CVC y VC un 20% de las ocasiones tras una clave visual o auditiva.

En resumen, esta intervención contrastaría una consonante ya producida con seguridad por el niño con otra ausente o cuya producción es persistentemente errónea, no estimulable, de aparición tardía en el desarrollo fonológico y con ninguno o muy pocos rasgos compartidos. Para los grupos consonánticos, esta estrategia propone empezar por los grupos de menor diferencia de sonoridad (en /fl/, por ejemplo, hay menos diferencia de sonoridad entre /f/ y /l/ que la que hay entre /p/ y /l/ en /pl/).

El fundamento es que lo complejo implica lo más sencillo, ganando con ello esfuerzo y tiempo. Es decir, si se interviene en sonidos no estimulables, ausentes, etc., su adquisición provocará la aparición de otros sonidos menos "alejados" del repertorio fonético del niño. Así, las oclusivas sonoras implican las oclusivas sordas, las líquidas implican las nasales, etc. En la misma línea, los grupos consonánticos con poca diferencia de sonoridad implican los de más diferencia. Entonces, no es necesario intervenir en los grupos con más diferencia de sonoridad, ya que interviniendo en los primeros, los segundos aparecerán en el repertorio del niño.

Esta estrategia ha sido replicada (Rvachew y Bernhardt, 2010) en intervenciones reales y los resultados no parecen confirmar las reglas de implicación de Gierut; parece, al contrario, que los niños aprenden más fácilmente los sonidos que comparten más rasgos fonéticos; es decir, que es mejor ir de lo simple a lo complejo, lógicamente.

Recuadro 7

En la intervención con oposiciones máximas es mucho más importante en qué sonidos se interviene que cómo se hace. La selección de los objetivos teniendo en cuenta las tres características señaladas (repertorio productivo, sonoridad, sobre todo para los grupos consonánticos, y estimulabilidad) es el núcleo de esta forma de intervenir en los THA. Se hace en las dos fases tradicionales:

1) Imitación. El niño repite al principio cada palabra dicha por el logopeda, que reformula las producciones erróneas del niño. Esta fase sigue hasta que se alcanza un 75% de repeticiones correctas, en dos sesiones consecutivas.

2) En esta fase se estimula al niño a producir esas palabras sin el modelo del logopeda, hasta que alcanza un 90% de palabras correctas en tres sesiones consecutivas.

Como ya se ha señalado al principio, la posibilidad de que los niños con THA (concretamente los que muestran una fonología retrasada entre moderada y severa, un trastorno desviado consistente, un trastorno inconsistente y dispraxia verbal) experimenten dificultades en el aprendizaje del lenguaje escrito es muy elevada. Y, por tanto, es necesario añadir al programa de intervención del THA actividades de conciencia fonológica. Se ha comprobado que estas actividades ayudan a aumentar el PCC, además de mejorar las habilidades metafonológicas prelectoras (Adams, Nightingale, Hesketh y Hall, 2000), aunque también la propia intervención en los THA mejora dichas habilidades. También es cierto que mayores conocimientos fonológicos aumentan el efecto de la intervención metafonológica en la inteligibilidad del niño con THA. En cualquier caso, unas habilidades metafonológicas bajas son un factor de severidad del THA.

Las actividades para la intervención en conciencia fonológica son conocidas: construir palabras a partir de sílabas dichas de forma separada o a partir de sonidos, identificar rimas, identificar el primer sonido, etc. Otra vez en Jiménez y Ortiz (2008) se pueden encontrar muchas sugerencias para esta intervención.

En la descripción de la intervención en fonología retrasada leve se ha señalado la conveniencia de emplear procedimientos cíclicos (dos objetivos cada semana, que se abandonan a la semana siguiente para tomar otros, y que serán retomados en la tercera semana, hasta que se logren establecer las formas objetivo). Sin embargo, en la intervención de la fonología retrasada moderada y severa y del trastorno consistente, es conveniente que estos ciclos sean más largos, de 10 a 15 semanas, en los que se tendrán en cuenta varios objetivos pertenecientes al mismo patrón fonológico (ver Prezas y Hodson, en Williams *et al.*, 2010).

Por ejemplo, si se trata del objetivo de complejizar la sílaba, en las sesiones que constituyen el primer ciclo se empieza con el establecimiento de la estructura CV en secuencias de 3 sílabas (si ya ha logrado producir secuencias CV-CV), después se introduce la sílaba CVV en palabras bisílabas y en trisílabas, después CVC, CCV, etc. Pero debe permanecer el carácter cíclico de la intervención. Es decir, no se trata de que hasta que no se consiga producir las primeras estructuras silábicas en todos los contextos no se pase a la siguiente; el ciclo lo marca el tiempo dedicado a cada objetivo. En la mayor parte de los casos, es necesario retomar en los ciclos siguientes cada objetivo hasta que se constata su uso en interacciones conversacionales.

El propósito de esta intervención en ciclos largos no es el establecimiento de un patrón motor del habla, sino fijar sus imágenes quinestésicas. Así, se trabaja fundamentalmente desde la percepción repetida de esas imágenes quinestésicas, no tanto desde la intervención motora explícita. Por ello, el empleo de amplificadores del sonido es una ayuda esencial, ya que permitirá a estos niños identificar con más claridad esas imágenes.

La colaboración de los padres es también esencial: además de las estrategias de reformulación y estimulación focalizada incidentales, deben dedicar cada día un tiempo determinado a reproducir las formas de intervenir aprendidas con el logopeda.

Finalmente, debemos recordar lo dicho respecto de cómo generalizar los logros en la actividad discursiva, en el habla que el niño utiliza para interactuar con los demás.

Es conveniente plasmar la acción logopédica que se pretenda llevar a cabo en un modelo como el mostrado en el recuadro 5.

Para una explicación más pormenorizada de estas estrategias (y de otras más), y para una fundamentación teórica y experimental de los procedimientos de intervención en THA, se recomienda los libros de Pascoe, Stackhouse y Wells (2006), Bowen (2009) y Williams *et al.*, (2010).

Reflexiones sobre la intervención en niños con adquisición tardía de la fonología

En las exploraciones realizadas sobre los métodos de intervención a los que recurren los logopedas, se pone de manifiesto, al menos en España, una notable falta de conocimiento respecto a las estrategias cuya eficacia ha sido comprobada de manera científica. Y la adhesión a uno u otro método parece producirse sin el respaldo de los trabajos experimentales que los ponen a prueba. Por ejemplo, en la encuesta llevada a cabo en España por Carballo, Mendoza, Fresneda y Muñoz (2008), el 98,6% de los logopedas encuestados recurren sobre todo a su propia experiencia; el 62,2%, a las opiniones de los compañeros, y sólo el 43,8% recurren a revistas científicas especializadas. Aunque no hay estudios sobre las preferencias respecto a diversos métodos de intervención, se puede inferir el desconocimiento de muchos de ellos es la tónica general.

En este sentido es muy típico oír a los logopedas cuando se habla sobre métodos de intervención algo así como: «sí, esa es la teoría, pero la práctica...», y terminan apostillando «a mí me va bien esto que hago, lo otro es teoría», lo que suele significar la implementación de protocolos de evaluación y métodos de intervención sin respaldo científico, incluso sin la comprobación de su eficacia por parte del propio logopeda, y que no han experimentado modificaciones durante décadas.

En Gran Bretaña, en cambio, parece que los logopedas poseen conocimientos sobre estrategias diferentes (pares mínimos, contrastes máximos, oposiciones múltiples, proyecto Nuffield para la dispraxia, intervención en ciclos, etc.). Sin embargo, la mayor parte de ellos opta por una combinación de pares mínimos, conciencia fonológica y discriminación auditiva (Joffe y Pring, 2008), dejando de lado otros muchos métodos, aunque es evidente que esos métodos no son útiles en según qué formas de THA. En otras palabras, la investigación acerca de la eficacia de los métodos y la práctica clínica parecen darse la espalda.

Entonces, ¿es eficaz la intervención llevada a cabo por los logopedas, aunque no recurran a una distinción y asignación precisas de los métodos en función de la forma de THA? Lancaster, Keusch, Levin, Pring y Martin (2010) tratan de responder a esta pregunta en un estudio con niños con trastornos de habla, desde 3;4 a 5;10. Se trataba de reproducir la forma de intervención llevada a cabo por la mayoría de los logopedas; el método era una combinación de discriminación auditiva, conciencia fonológica y tareas de producción, con o sin participación de los padres.

Los resultados son positivos, especialmente en las condiciones en las que la intervención era llevada a cabo por el logopeda directamente, los padres aprendían de la acción del logopeda, y practicaban lo aprendido en casa.

Sin embargo, esto no significa que esos niños recibieran la mejor intervención posible, ni tampoco que sirvan para todas las formas del THA. De hecho, los trastornos de esos niños no abarcaban todo el espectro de los THA. Lo que es preocupante es que los logopedas no incorporen los hallazgos que ofrece la investigación en su práctica logopédica, y también es preocupante que los investigadores lleven a cabo sus pesquisas sólo sobre procedimientos aislados, cuando la realidad es que casi ningún tratamiento logopédico puede ser implementado sólo con una estrategia. No parece lógico, por ejemplo, investigar la intervención de los padres separada de la del logopeda para comprobar la eficacia de una independientemente de la otra, como si se invitara a elegir una u otra.

4.4. Trastorno inconsistente

Como ya se ha señalado en la descripción de este trastorno, la representación fonológica de las palabras en los niños con trastorno inconsistente puede estar bien, no existen dificultades oromotrices, incluso la planificación fonética parece bien realizada. El déficit está en la construcción de la plantilla fonológica, que debe servir de base para la planificación de los sonidos en forma ya de secuencia para ser ejecutados por los órganos de la articulación.

Entonces, el objetivo de la intervención en el trastorno inconsistente no son los errores en patrones superficiales de articulación (procesos de simplificación), sino la *construcción consistente (opuesta a correcta) de un plan fonológico*: montar, reunir una secuencia específica de fonemas para una palabra concreta que pueda ser usada en diferentes contextos lingüísticos. Ese objetivo se consigue proveyendo al niño de información específica detallada sobre un número limitado de palabras, y entrenando la utilización de esta información con una práctica sistemática.

Así pues, para la intervención en este trastorno no sirven las estrategias de pares mínimos, oposiciones múltiples o contrastes máximos; tampoco resultan eficaces la enseñanza explícita y de carácter motor de la articulación de fonemas concretos.

McIntosh y Dodd (2008; ver también en Williams *et al.*, 2010) proponen para este trastorno una intervención que consiste en la adquisición de un vocabulario básico. Estaría constituida por las siguientes actividades y fases:

1) Se pide a los padres que proporcionen un mínimo de entre 50 y 70 palabras que sean de uso común en la vida del niño: nombres de familiares, juguetes, amigos, profesores, palabras para saludar, 'por favor', 'gracias', etc.

2) Se plantea el objetivo de pronunciar las palabras de la misma manera en cualquier situación en que se emplee. Para ello se planifican dos sesiones semanales para la intervención logopédica, a las que deben asistir los padres, ya que el *feedback* de la producción de esas palabras en casa es imprescindible.

3) En la primera sesión de cada semana se trabaja para lograr la mejor pronunciación de algunas de las palabras seleccionadas por los padres. Para ello, se divide la palabra en sílabas de modo que al niño le resulte más fácil su articulación, ayudándose, por ejemplo, de puntos en una fila con tantas casillas como sílabas tenga la palabra, o incluso sonido a sonido. El logopeda no debe olvidar articular la palabra completa de vez en cuando para que el niño tenga claro cuál es el objetivo, para que no se "pierda" entre las sílabas sin significado. Con frecuencia será necesaria la utilización de gestos de apoyo

al fonema cuando se trate de lograr una articulación más precisa (un buen repertorio de estos gestos lo encontraremos en Monfort y Juárez (1993), pero también en la red podemos ver vídeos y registros de este tipo de gestos sólo introduciendo la expresión "gestos de apoyo al habla" en el buscador).

4) En la segunda sesión se trata de que el niño produzca de manera masiva las palabras aprendidas en la primera sesión: 20 veces cada palabra como mínimo. El niño deberá tener un control visible de sus logros; por ejemplo, se puede ir marcando cada palabra escrita o cada imagen de la palabra con una señal cada vez que la dice bien. Se admiten, por supuesto, aproximaciones articulatorias perfectamente identificables a las palabras; pero es imprescindible que se logre una consistencia completa.

5) Una última fase será la dedicada a introducir esas palabras en enunciados con diversas funciones: pedir, describir, narrar, etc.

Es necesario volver a recordar que la lectura y la escritura representan una de las más eficaces ayudas a la articulación. Con ellas la pronunciación de las palabras está dirigida por la palabra oída y su representación gráfica, sobre la que se puede volver una y otra vez y que puede ser deletreada y silabeada. Por tanto, debe enseñarse al niño con trastorno inconsistente a leer y escribir cuanto antes e iniciar con ello una sexta fase en la intervención.

Se ha comprobado que este tipo de intervención, aunque se centre en un número limitado de palabras, tiene efectos sobre otras palabras no entrenadas. Y se ha constatado que, además del aumento en la consistencia de la producción de las palabras, la mayor parte de estos niños va mostrando un habla caracterizada por patrones de error evolutivos, no atípicos, o, al menos, se observan en ellos cada vez más patrones consistentes.

Una vez llegados a este punto, es necesario seguir con otras formas de intervención, las que se aplican a niños con fonología retrasada entre moderada y grave. Como ya se ha señalado cuando se han descrito estas formas de intervención, la utilización de ciclos largos sería la idónea: 5 o 6 objetivos en cada ciclo de entre 10 y 15 semanas. El propósito de esta intervención es la fijación de imágenes quinestésicas de las palabras, lo que lo hace perfectamente adecuado para esta fase del tratamiento del trastorno inconsistente (véase más arriba y en Williams *et al.*, 2010).

Uno de los primeros objetivos en estos niños es que produzcan las palabras con todas las sílabas, aunque no estén bien articuladas. La sílaba representa el ritmo de la palabra, algo más primitivo que la especificación fonológica. Baste con reflexionar cómo aprendemos una canción para darnos cuenta de la importancia de este objetivo. En efecto, cuando sabemos la melodía y el ritmo, nos resulta mucho más fácil encajar las palabras en esa melodía y desechar las palabras que no encajan con la seguridad de que no son del texto de la canción.

Otros objetivos de esta intervención en ciclos, cuando ya el habla del niño se caracteriza por patrones fonológicos consistentes, es la complejización de las sílabas (CV, CVV, CVC, CCV, CCVC).

4.5. Dispraxia verbal

El tratamiento de la dispraxia verbal deberá tener en cuenta el carácter multidéficit de este trastorno. Precisamente esta característica esencial de la dispraxia verbal es la que permite agrupar los métodos de intervención en dos grandes grupos: los que tienen un fundamento psicolingüístico y los que se basan en una perspectiva motora y prosódica (Martikainen y Korpilahti, 2011). No obstante, las dos perspectivas no son excluyentes.

La afectación severa del habla que se constata en los niños con este trastorno hace que en bastantes ocasiones sea necesario proporcionarles un sistema aumentativo de comunicación. Evidentemente, no debe esperarse a que el niño adquiera un vocabulario aceptable para que se comunique, sino que debemos pertrecharlo desde el principio con herramientas de comunicación eficaces. La intensidad del aumento comunicativo dependerá de la inteligibilidad y del repertorio léxico de cada niño (desde sistemas como el de Schaeffer y la comunicación bimodal hasta el simple apoyo gestual al habla).

Pero desde la consideración de la dispraxia verbal como un THA, se recuerda que los déficits que permiten la identificación de este trastorno se dan (en el orden en que ocurren los procesos en la producción del habla): en la construcción de la plantilla fonológica, en el ensamblaje de las piezas fonéticas (preparar los fonemas de la plantilla para su ejecución real en el habla), y en la implementación del programa motor.

Por tanto los primeros objetivos de la intervención en este trastorno se refieren a la superación de la inconsistencia (ver recuadro 8), es decir, a la programación fonológica de la palabra, y para ello las actividades propuestas en la intervención en el trastorno inconsistente son las adecuadas. En esta fase de formación de plantillas fonológicas aceptaremos aproximaciones articulatorias, pero deberemos lograr que sean producciones consistentes. Por supuesto, la utilización de juegos y de interacciones cristalizadas ("dame...", "quiero...", "mira...", etc.), especialmente con los padres y hermanos mayores, permitirán un entrenamiento intensivo y ocasiones para la reformulación. Será la manera en que el niño irá formando programas motores de las palabras que serán almacenados para su activación automática en otras ocasiones.

Tratamiento de la dispraxia verbal

1) Vertiente psicolingüística: construcción de programas motores de las palabras.

a) Selección de un vocabulario de 50-70 palabras, y, por medio del análisis de cada palabra a nivel silábico y fonémico, conseguir una articulación correcta o aproximadamente correcta. (No obstante, el programa Nuffield para la dispraxia comienza por aumentar el inventario de programas motores para sonidos aislados; ver Williams y Stephens en Williams et al., 2010.)

b) Tras la sesión en la que se aprenden una o más palabras, sigue otra en la que se entrenan de manera sistemática las palabras aprendidas. La colaboración en casa es esencial para la fijación del programa motor de esas palabras y para hacer que lo aprendido sea funcional, lo que hará que cualquier interlocutor en cualquier contexto se convierta en un agente de enseñanza y de afianzamiento de esas imágenes quinestésicas.

c) Tras esta fase inicial de la intervención, probablemente el niño empiece a emitir palabras nuevas para describir mejor la realidad y hacer más claras sus intenciones a los interlocutores. Se aplicará el mismo procedimiento que con las primeras palabras: aprendizaje de la pronunciación lo más aproximada posible, entrenamiento sistemático, empleo de refuerzos, colaboración de los padres, etc.

d) Será el momento, posiblemente, de introducir las palabras en estructuras oracionales sencillas: saludo (u otra forma social) + palabra objetivo, palabra + adjetivo, quiero + palabra, más + palabra, etc.

e) Probablemente constataremos que el niño pasa de las formas inconsistentes a patrones fonológicos evolutivos típicos o, al menos, consistentes. Entonces, se aplicarán las estrategias señaladas para la fonología retrasada moderada y severa.

2) Vertiente prosódica y motora: terapia de entonación melódica y entrenamiento en la producción de secuencias.

a) La terapia de entonación melódica es un método que se ha aplicado con afásicos que tienen graves dificultades práxicas. Se trata simplemente de canturrear las palabras y los enunciados, subiendo el tono y alargando ligeramente la sílaba acentuada y dando un valor temporal parecido a las demás sílabas.

b) Algunos autores (ver el programa Nuffield, ya citado) introducen la producción de pseudopalabras bisílabas, primero formadas por dos sílabas iguales, variando después la consonante, y así sucesivamente, cuidando de que los sonidos empleados estén ya dominados por el niño. La producción de estas pseudopalabras se acompaña por gestos de ayuda a la articulación (ya descritos más arriba).

Evidentemente, estas estrategias no son sucesivas, sino que se incorporan a la intervención desde el principio, haciendo que no se distingan, fenomenológicamente hablando, en la acción de un logopeda bien formado.

El entrenamiento sistemático de las primeras palabras y de las que van surgiendo en el habla del niño deben cumplir la función de fijar, no sus representaciones fonológicas, sino sus programas motores.

Conforme se vayan fijando estas formas, asistiremos a la aparición de procesos evolutivos típicos o consistentes. Entonces, será el momento de la intervención en ciclos largos de dichos procesos, como se ha descrito en la intervención del trastorno inconsistente, e incluso de la mejora de la conciencia fonológica, de la escritura y de la lectura (McNeill, Gillon y Dodd, 2009). De hecho, el propio trabajo sistemático de las etapas iniciales de la intervención en la dispraxia verbal es un trabajo cercano a la conciencia fonológica, aun considerando que su núcleo es la formación de programas motores y la producción de las palabras.

En Cervera, Baixauli e Ygual (2011) y en Martikainen y Korpilahti (2011) se pueden encontrar dos estudios de caso en los que se describe paso a paso y con una precisión esclarecedora, sobre todo en el primero de los trabajos señalados, la intervención con niños con dispraxia verbal.

Palabras finales

Se ha tratado de describir con toda la precisión que permiten estas pocas páginas qué debe entenderse por THA, contrastando varias clasificaciones y distintas razones; cómo se pueden identificar estos trastornos, y cómo se interviene en ellos con los procedimientos cuya eficacia ha recibido suficiente respaldo científico. No se han citado ni descrito procedimientos que no hayan sido sometidos a la comprobación científica, y es cierto también que procedimientos con un aceptable respaldo experimental, como la intervención fonológica no lineal, el *enhanced milieu teaching*, con énfasis en la fonología, y algunos otros, no se han citado explícitamente, pero los procedimientos que los caracterizan están diseminados por el texto que habéis leído.

Como podéis fácilmente deducir, los procedimientos vertidos en este capítulo exigen un nivel alto de preparación explícita por parte de los logopedas. La dimensión fonológica así lo exige. No se considera sustituible esta preparación por acciones bienintencionadas con la excusa de una mayor funcionalidad del aprendizaje. El autor es consciente de que es una toma de postura, que le ha llevado a seleccionar unos determinados procedimientos y explicaciones, y no otros. Pero esta selección no es caprichosa ni superficial. Se ha tratado en todo momento de poner sobre el papel aquellas estrategias, y las explicaciones de las que se derivan, que se han mostrado eficaces, y que ello ha sido comprobado con los medios de los que dispone la ciencia actualmente.

Glosario

Adquirido: El THA se considera adquirido cuando sobreviene tras un periodo significativo de un habla correcta o que muestra un desarrollo típico, a consecuencia de lesiones, pérdidas sensoriales, malformaciones sobrevenidas, etc.

Cíclica (estrategia): Una estrategia es cíclica cuando se cambian los objetivos cada cierto tiempo aunque no se hayan logrado. En este caso, tras un ciclo con otros objetivos se vuelve a los primeros hasta su total consecución. Pueden ser ciclos cortos (en casos de fonología retrasada leve) o ciclos largos (fonología retrasada moderada-severa y trastorno desviado consistente).

Congelada (forma, fonología): Formas incorrectas que persisten en el habla del niño a pesar de que los procesos fonológicos responsables de la incorrección han sido superados.

Congénito: El THA es congénito cuando es identificable en la evolución del niño y sin que haya habido causas evidenciables que lo hayan originado.

Contraste máximo: Estrategia de intervención que se basa en el contraste de sonidos que comparten el mínimo número de rasgos posible y en las diferencias de sonoridad en los grupos consonánticos.

Diadococinesia: Capacidad de realizar movimientos alternados o simultáneos con rapidez. Las diadococinesias verbales, por tanto, son repeticiones rápidas de sílabas iguales o diferentes.

Dislalia: Trastorno de articulación.

Dispraxia verbal: Trastorno caracterizado por dificultades no sólo psicolingüísticas, sino también en la formación del programa motor.

Entonación melódica: Estrategia basada en los elementos suprasegmentarios de la palabra para la intervención en dispraxia verbal.

Escala NTID: Escala de inteligibilidad de 5 niveles.

Estimulación focalizada: En la estimulación focalizada se somete al niño a una exposición concentrada a una determinada forma (una palabra, un morfema, un sonido dentro de una palabra con significado, un uso concreto: pedir, describir, etc.) en contextos naturales de comunicación.

Estimulabilidad: Un sonido es estimulable si es producido de manera aislada o en sílabas CV, CVC y VC un 20% de las ocasiones tras una clave visual o auditiva.

Fonotaxis: Reglas de combinación de fonemas propias de cada lengua.

Gestos de ayuda a la articulación: Gestos breves, fáciles, que representan alguna característica del sonido al que se refieren y que sirven para ayudar al niño a programar e implementar la articulación de sonidos.

Horizontal (estrategia): Cuando se establecen varios objetivos en los que unos no son precursores de otros, de modo que ningún objetivo propuesto es necesario para la consecución de los otros.

Inonsistencia: Cuando el niño, en pruebas de denominación de palabras a partir de imágenes administradas tres veces en una misma sesión, pronuncia de manera diferente en cada administración de la prueba más del 40% de las palabras. La inconsistencia en la pronunciación de esas palabras es el marcador del trastorno inconsistente.

Oposición múltiple: Variante de los pares mínimos para casos en los que varios sonidos son sustituidos por uno solo.

Pares mínimos: Un par mínimo son dos palabras que difieren en un solo sonido, de tal modo que esa diferencia es suficiente para cambiar de significado. Es una estrategia de intervención en niños con fonología retrasada.

Porcentaje de consonantes correctas (PCC): Medida de la inteligibilidad. Cociente resultante de dividir las consonantes correctas y bien colocadas entre las consonantes que deberían aparecer en los enunciados a partir de los cuales se ha hecho el cálculo.

Primario o específico: Un THA es primario o específico cuando no se puede identificar un origen neurológico, motor o perceptivo.

Procesos de simplificación evolutiva: Procesos fonológicos (sustituciones, omisiones, metátesis, etc.) que se observan en el desarrollo típico del habla del niño.

Reformulación: Repetición exacta del enunciado o la palabra del niño incorporando la corrección de la forma objetivo con cierto énfasis prosódico. Puede ir acompañada de solicitud de repetición o simplemente actuar de modelo.

Retraso en el desarrollo fonológico: Trastorno caracterizado por la persistencia de procesos fonológicos de simplificación.

Secundario: Cuando el THA es consecuencia de una alteración perceptiva, motora, neurológica, etc.

Trastornos de la articulación (dislalia): Trastornos de carácter funcional, no secundarios a alteraciones morfológicas o sensoriales.

Trastorno desviado consistente: Trastorno caracterizado por la presencia de procesos de simplificación evolutiva y de otros procesos no evolutivos.

Trastorno inconsistente: Trastorno caracterizado por la variación en la forma de alterarse la secuencia de sonidos.

Vertical (estrategia): Estrategia en la que se establecen objetivos siguiendo una secuencia que sigue, por ejemplo, la evolución típica.

Vocabulario básico (estrategia): Estrategia en la que se entrena sistemáticamente la pronunciación consistente de un número limitado de palabras (para el trastorno inconsistente y la dispraxia verbal).

Bibliografía

Adams, C., Nightingale, C., Hesketh, A. y Hall, R. (2000). Targeting metaphonological ability in intervention for children with developmental phonological disorders. *Child Language Teaching and Therapy*, 16, 285-299.

Aguado, G. (2004). *El niño con TEL en la escuela: padres, profesionales y política educativa*. Ponencia presentada en la 2ª Jornada sobre Trastorno Específico del Lenguaje, organizada por AVATEL. Valencia. Extraído el 27/08/2012 de http://www.dcam.upv.es/avatel/2%20 Jornada_TEL/Documentos/2%20 Jornada%20AGUADO.pdf.

Aguado, G., Cuetos, F., Domezáin, M. J. y Pascual, B. (2006). Repetición de pseudopalabras en niños españoles con trastorno específico del lenguaje: marcador psicolingüístico. *Revista de Neurología*, 43, 201-208.

Aguilar, E. M. y Serra, M. (2007). *AREHA. Análisis del retraso del habla* (2ª ed.) Barcelona: Publicacions i Edicions de la Universitat de Barcelona.

American Psychiatric Association (2000). *Diagnostic and statistical manual of mental disorders. Text revision*. Washington DC: American Psychiatric Association. (Traducción española: *DSM-IV-TR. Manual diagnóstico y estadístico de trastornos mentales. Texto revisado*. Barcelona: Masson, 2002).

American Psychiatric Association (2012). *DSM-5 Development*.
Extraído el 26/08/2012 de http://www.dsm5.org/ProposedRevision/Pages/proposed revision.aspx?rid=575.

Bosch, L. (1983). Identificación de procesos fonológicos de simplificación en el habla infantil. *Revista de Logopedia y Fonoaudiología*, 3, 96-102.

Bosch, L. (2004). *Evaluación fonológica del habla infantil*. Barcelona: Masson.

Bowen, C. (2009). *Children's speech sound disorders*. Chichester (UK): Wiley-Blackwell.

Bowen, C. y Cupples, L. (2004). The role of families in optimizing phonological therapy outcomes. *Child Language Teaching and Therapy* 20, 245-260.

Campbell, T. F., Dollaghan, C., Janosky, J. E. y Adelson, P. D. (2007). A performance curve for assessing change in percentage of consonants correct-revised (PCC-R). *Journal of Speech, Language, and Hearing Research*, 50, 1110-1119.

Carballo, G., Mendoza, E., Fresneda, M. D. y Muñoz, J. (2008). La práctica basada en la evidencia en la logopedia española: estudio descriptivo. *Revista de Logopedia, Foniatría y Audiología*, 28, 149-165.

Cervera, J. F. e Ygual, A. (2001). Evaluación e intervención en niños con trastornos fonológicos y riesgo de dificultad de aprendizaje de la lectura y escritura. *Cuadernos de Audición y Lenguaje*, 1(A), 1-41.

Cervera, J. F., Baixauli, I. e Ygual, A. (2011). Intervención logopédica en un caso de dispraxia verbal y trastorno por déficit de atención con hiperactividad. *Revista de Logopedia, Foniatría y Audiología*, 31, 203-218.
Dodd, B. (1996). Procedures for classification of subgroups of speech disorder. En B. Dodd (Ed.) *The differential diagnosis and treatment of children with speech disorder.* London: Whurr.
Forrest, K. (2003). Diagnostic criteria of developmental apraxia of speech used by clinical speech-language pathologists. *American Journal of Speech-Language Pathology,* 12, 376-380.
Gierut, J. A. (2007). Phonological complexity and language learnability. *American Journal of Speech-Language Pathology*, 16, 6-17.
Gierut, J. A., Morrisette, M.L. y Ziemer, S.M. (2010). Nonwords and generalization in children with phonological disorders. *American Journal of Speech-Language Pathology*, 19, 167-177.
Jiménez, J.E. y Ortiz, M.R. (2008). *Conciencia fonológica y aprendizaje de la lectura: teoría, evaluación e intervención* (2ª ed.). Editorial Síntesis.
Joffe, V. y Pring T. (2008). Children with phonological problems: a survey of clinical practice. *International Journal of Language and Communication Disorders,* 43, 154-164.
Lancaster, G., Keusch, S., Levin, A., Pring, T. y Martin, S. (2010). Treating children with phonological problems: does an eclectic approach to therapy work? *International Journal of Language and Communication Disorders*, 45, 174-181.
Martikainen, A. L. y Korpilahti, P. (2011). Intervention for childhood apraxia of speech: A single-case study. *Child Language Teaching and Therapy*, 27, 9-20.
McCauley, R.J. y Fey, M.E. (2006) (Eds.).*Treatment of language disorders in children.* Baltimore (MD): Paul H. Brookes Pub.
McIntosh, B, y Dodd, B. (2008). Evaluation of Core Vocabulary intervention for treatment of inconsistent phonological disorder: Three treatment case studies. *Child Language Teaching and Therapy*, 24, 307–327.
McNeill, B.C., Guillon, G.T. y Dodd, B. (2009). Effectiveness of an integrated phonological awareness approach for children with childhood apraxia of speech (CAS). *Child Language Teaching and Therapy*, 25, 341-366.
Monfort, M. y Juárez, A. (1989). *Registro fonológico inducido.* Madrid: CEPE.
Monfort, M. y Juárez, A. (1993). *Los niños disfásicos.* Madrid: CEPE.
Monfort, I. y Monfort, M. (2012). Utilidad clínica de las clasificaciones de los trastornos del desarrollo del lenguaje. *Revista de Neurología*, 54(S1), 147-154.
Narbona, J. y Chevrie-Muller, C. (2001). *El lenguaje del niño. Desarrollo normal, evaluación y trastornos* (2ª ed.). Barcelona: Masson.
Organización Mundial de la Salud (2010). *International Statistical Classification of Diseases and Related Health Problems 10th Revision (ICD-10)* Version for 2010. Extraído el 26/08/2012 de http://apps.who.int/classifications/icd10/ browse/2010/ en#/F80-F89.
Ozanne, A. (1996). The search for developmental verbal dyspraxia. En B. Dodd (Ed.) *The differential diagnosis and treatment of children with speech disorder.* London: Whurr.
Pascoe, M., Stackhouse, J. y Wells, B. (2006). *Persisting speech difficulties in children.* Book 3. Chichester: Whurr Pub.
Paul, R. y Norbury, C. F. (2012). *Language disorders from infancy through adolescence: Listening, speaking, reading, writing, and communicating, fourth edition.* St. Louis (MO): Elsevier Mosby.

Perelló, J., Ponces, J. y Tresserra, L. (1981). *Trastornos del habla*. Barcelona: Científico-Médica.

Raitano, N. A., Pennington, B. F., Tunick, R. A., Boada, R. y Shriberg, L. D. (2004). Pre-literacy skills of subgroups of children with speech sound disorders. *Journal of Child Psychology and Psychiatry*, 45, 821-835.

Rapin, I. (1996). Developmental language disorders: A clinical update. *Journal of Child Psychology and Psychiatry*, 37, 643-656.

Ruscello, D.M. (2008). Nonspeech oral motor treatment issues related to children with developmental speech sound disorder. *Language, Speech, and Hearing Services in Schools*, 39, 380-391.

Rvachew, S. y Bernhardt, B.M. (2010). Clinical implications of dynamic systems theory for phonological development. *American Journal of Speech-Language Pathology*, 19, 34-50.

Semel, E., Wiig, E. H, y Secord, W. A. (2006). *Clinical evaluation of language fundamentals. Spanish edition*. San Antonio (TX): Harcourt Assessment.

Shriberg, L.D. (2002, November). Classification and misclassification of child speech sound disorders. Seminario presentado en la Convención Anual de la American Speech-Language-Hearing Association, Atlanta, GA.

Shriberg, L. and Kwiatkowski, J. (1982) Phonological disorders III: A procedure for assessing severity of involvement. *Journal of Speech and Hearing Disorders*,47, 256–70.

Williams, A.L., McLeod, S. y McCauley, R.J. (Eds.) (2010). *Interventions for speech sound disorders in children*. Baltimore (MD): Paul H. Brookes Pub.

Capítulo II
Disglosias

Enrique Perelló

Introducción

Se conocen como *disglosias* los trastornos de la articulación de los fonemas causados por alteraciones de los órganos periféricos del habla y de origen no neurológico central, que hace unos años se llamaban *dislalias orgánicas*.

Las dislalias orgánicas pueden tener varias causas y se localizan en diferentes órganos del habla, únicas o asociadas. Pueden diferenciarse entre las malformaciones congénitas, los trastornos del crecimiento, las parálisis periféricas, traumatismos y sus consecuencias.

Según su división anatómica podemos diferenciarlas entre: disglosias labiales, mandibulares, linguales, palatinas y nasales.

1. Disglosia labial

El trastorno de la articulación de los fonemas por alteración de la forma, fuerza o consistencia de los labios se llama *disglosia labial*.

1.1. Labio leporino

En Europa, la prevalencia del labio leporino es del 1‰ nacimientos. En poblaciones negras es menor, y es mayor en las asiáticas (2-3%). Se presenta en una frecuencia del 4% entre hermanos, del 7‰ entre parientes de segundo grado y del 2-3‰ entre parientes de tercer grado.

Tiene muchas variedades, desde la simple depresión del labio hasta la hendidura total. La primera clasificación es entre labio leporino simple y labio leporino total. Estos últimos van asociados a la hendidura alveolar y en general a la fisura palatina.

La malformación es de tipo lateral. Se denomina unilateral cuando afecta a un solo lado, y bilateral cuando afecta a los dos.

Hay muchísimas combinaciones entre estas distintas formas, y por ello se puede decir que existen tantas clasificaciones como autores. Según la tipología clásica de V. Veau, se dividen en:

Labio leporino unilateral simple (LUS)	33%
Labio leporino unilateral total (LUT)	48%
Labio leporino bilateral simple (LBS)	7%
Labio leporino bilateral total (LBT)	12%
Labio leporino medio	Muy poco frecuente

En el labio malformado existen todos los elementos anatómicos del labio normal, pero estos están desplazados y muchas veces son hipoplásicos.

En el labio leporino unilateral, la narina del lado afectado está mal orientada y, en general, en dirección horizontal. El ala está aplanada, descendida, su implantación es más posterior y exterior a lo normal. La columela es corta, y junto con el tabique, está desviada hacia el lado sano. La pirámide nasal puede ser hipertrófica en todas sus dimensiones.

En el labio leporino bilateral, la parte central es hipoplásica, tanto en su parte cutánea como en la mucosa. Existe también una falta de altura y de espesor debido a que el orbicular del labio superior no se ha desarrollado en esta zona. El hueso intermaxilar suele ser prominente, lo que dificulta aún más la articulación.

El labio superior queda inmóvil durante el habla, pero la movilidad del inferior es normal. La situación de los músculos labiales hace que su contracción tienda a separar más la hendidura labial. Se pueden separar las comisuras labiales, pero la protrusión del labio superior hacia adelante, como en las vocales /o/ y /u/, es imposible.

En los labios leporinos bilaterales cortos, insuficientes y poco carnosos es imposible articular /b/ o /p/. En estos casos los fonemas bilabiales se producen por contacto de la lengua y el maxilar superior, y en la /m/ por un golpe de glotis.

¿A qué edad deben ser operados estos niños? Hay dos tendencias: al nacer y al cabo de unos meses.

La ventaja de la operación precoz es que los padres no sufren la visión de la deformidad. Las desventajas de la operación precoz son las siguientes: mayor fragilidad del niño ante una operación; falta de tiempo para estudiar bien al niño ya que muchos presentan malformaciones asociadas como, por ejemplo, cardiopatías; las referencias anatómicas del labio en las que se basa su reconstrucción se conocen pero se puede plantear un tratamiento ortopédico antes de la operación. Además, las técnicas quirúrgicas actuales consistentes en la formación de colgajos geométricos matemáticamente diseñados, nos obligan a operar sobre un labio mucho más desarrollado que cuando el cirujano se limitaba a refrescar los bordes de la fisura y suturar directamente.

En cuanto a la operación tardía, la desventaja es que los padres tendrán que soportar la visión de la malformación. Pero es frecuente que los padres, a los pocos días, no sólo se habitúen a ver a su hijo, sino que además lo encuentren tan gracioso como los demás.

En conclusión, la edad ideal para el cierre del labio es de alrededor de los 6 meses. Lo que se pretende con la operación es conseguir un labio superior normal, tanto desde el punto de vista estético como funcional.

Para dar actividad a este labio suturado, se recomienda el uso constante del chupete, masaje y movilización pasiva. Cuando el niño es mayor le hacemos practicar juegos y ejercicios de soplar y chupar, propulsión y retracción de labios y, por fin, la articulación de los fonemas labiales /m/, /p/, /b/ y /f/.

1.2. Labio leporino medio o central

El labio leporino medio o central se produce a expensas de la falta de unión de los dos mamelones nasales internos.

Es una malformación poco frecuente. La atrofia puede llegar a ser desde una simple escotadura media labial a extenderse por todo el tubérculo medio, creando una amplia hendidura, que interesa las dos fosas nasales.

1.3. Frenillo labial superior hipertrófico

Figura 1

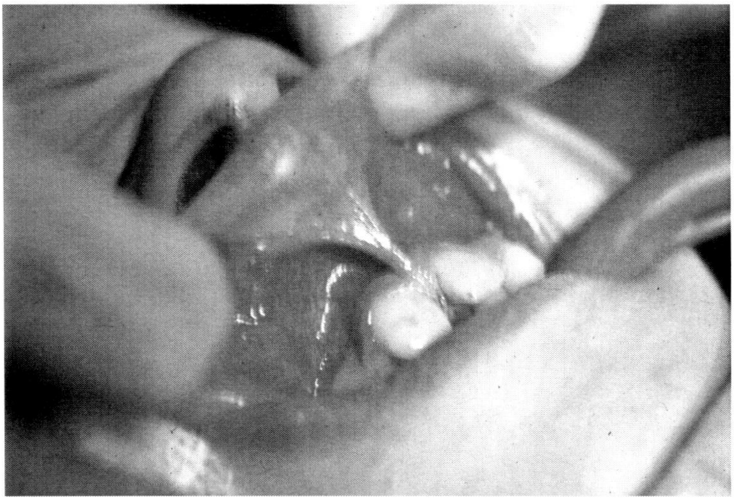

El frenillo labial superior hipertrófico es relativamente frecuente y es causa de disglosia por diferentes motivos.

Impide la movilidad normal del labio superior y produce una separación de los incisivos centrales. Por ello aparece una dificultad en la articulación de los fonemas /u/, /p/, /b/ y /m/. Las bilabiales son sustituidas por la labiodental /f/. También resulta difícil, o incluso imposible, sorber líquidos a través de un tubito. El tratamiento es quirúrgico. Se suele utilizar la resección y alargamiento del frenillo por procedimiento de una Z plastia.

La simple presión hacia la línea media que ejercen los incisivos laterales y los caninos (temporales y permanentes) en el momento de su erupción, suele causar el cierre del diastema sin necesidad de intervención ortodóncica ni quirúrgica. Por ello, sólo se considerará patológico un frenillo cuando exista un retraso o imposibilidad de erupción de los dientes laterales o caninos que pueda ser atribuido a dicho frenillo.

La técnica de elección será en estos casos la frenicectomía. El cirujano deberá colaborar con el ortodoncista, que deberá comenzar el cierre del espacio interincisivo lo más precozmente posible. La frenicectomía se puede realizar bajo anestesia local. Pero en aquellos casos en los que el niño es muy pequeño o poco colaborador recurriremos a la anestesia general.

1.4. Fisuras del labio inferior

La podríamos llamar labio leporino inferior, y suele ir acompañada muchas veces de labio leporino superior, pero también puede ir aislada. Suele aparecer en la línea media.

1.5. Macrostomía

La macrostomía o alargamiento de la hendidura bucal suele ir muchas veces asociada a malformaciones del oído externo por afectación del primer arco branquial.

Se puede observar en dos tipos de síndrome: en la disostosis otomandibular o microsomía hemifacial, en la que la macrostomía va asociada a lesiones oculares, lesiones auriculares y lesiones mandibulares, y también puede aparecer formando parte del síndrome de Franceschetti o Treacher-Collins.

Su tratamiento es quirúrgico y la intervención debe realizarse antes de que el niño comience a hablar.

1.6. Parálisis facial

La parálisis facial es frecuente en los niños, y puede ocurrir en los primeros años de la vida. Algunas veces resulta de un trauma obstétrico debido al fórceps o por la compresión contra los huesos pelvianos. En otras ocasiones se debe a supuraciones del oído medio y de la mastoides. Puede ser también debida a la poliomielitis aguda en la protuberancia y a la parálisis posdiftérica.

La mitad de la cara no tiene arrugas. La abertura palpebral es más pequeña, la ceja está descendida, el pestañeo no existe. El ojo suele estar lleno de lágrimas y el paciente no puede cerrarlo. El ángulo de la boca está caído y la saliva se escapa por la comisura labial y el paciente no puede retener aire en la boca. El bolo alimenticio se acumula detrás de la mejilla.

Cada enfermo tiene una dificultad diferente para hablar. En algunos se nota un sigmatismo con betacismo, y suele darse la queja de sensación de boca llena.

La parálisis bilateral adquirida sí provoca, por el contrario, un trastorno en la pronunciación de los fonemas labiales considerable. La /p/ suena como /f/, la /m/ suena como /n/ y la /b/ tiene un sonido bilabial fricativo. Las vocales también quedan afectadas porque las mejillas no tienen ninguna tensión, y al no existir el movimiento labial de protrusión, se articulan mal las vocales /o/ y /u/. Se altera también el movimiento de separación de las comisuras para /e/ e /i/. Así pues, el habla queda muy afectada.

La parálisis bilateral congénita, en cambio, produce una ligera disglosia, que se manifiesta sólo con métodos de exploración muy finos y exactos.

La parálisis del labio se puede estimular con electroterapia, masaje digital y el guialenguas.

1.7. Neuralgia del trigémino

La neuralgia del trigémino puede deberse a afecciones dentarias o sinusales; afecciones óseas de la base del cráneo; tumores, abscesos o aneurismas intracraneanos; meningitis, esclerosis en placas, etc. Las intoxicaciones o las afecciones crónicas pueden actuar como predisponentes.

El síntoma característico es el dolor brusco, intenso de una rama del trigémino (a veces acompañado de contracciones espásticas del facial). Va acompañado de enrojecimiento de la mitad de la cara, lagrimeo y sialorrea.

Este dolor puede aparecer al masticar o al hablar. El temor del dolor hace que el paciente evite todo movimiento del lado enfermo, lo que puede simular una parálisis facial y producir una disglosia labial.

1.8. Heridas

Las heridas de los labios pueden ser ocasionadas por traumatismo y por herida de arma blanca o de fuego. Producen una palabra borrosa. Todavía peor es la disglosia por pérdida de labio a raíz de una herida de guerra o de resección por cáncer. En estos casos el sonido /p/ suena como /f/ borroso, y /m/ se sustituye por un sonido nasal impreciso. En la pérdida del labio superior, para articular los sonidos /b/, /p/ y /m/, el labio inferior contacta con los incisivos, como en /f/, o a veces incluso llega hasta detrás de ellos.

Las heridas de los labios bien tratadas no producen consecuencias en el habla. Las pérdidas de sustancia suelen también afectar a los dientes y a la lengua, y por ello su pronóstico depende de la extensión del traumatismo, pero suele ser bueno, ya que el poder de compensación de las partes restantes es grande.

Su tratamiento consiste en practicar masajes y ejercicios de los labios, procurando buscar el efecto compensador de las partes sanas.

2. Disglosia mandibular

La disglosia mandibular es el trastorno de la articulación de los fonemas por alteración de la forma de uno o ambos maxilares. Puede ser de causa congénita o del desarrollo, quirúrgica o traumática.

2.1. Resección del maxilar superior

La resección del maxilar superior es una operación que se realiza en los cánceres del maxilar superior. Después de la intervención la cavidad bucal comunica con otra cavidad formada por el seno maxilar y la fosa nasal. Falta, además, la mitad del paladar óseo y puede faltar asimismo parte del velo. La palabra resultante tiene mucha resonancia nasal y se oyen también dislalias por no existir el punto fijo de articulación. Es muy importante tanto desde el punto de vista foniátrico como estético un tratamiento protésico precoz.

Si se puede realizar una oclusión quirurgicoplástica con plastia ósea o de partes blandas, es mejor que cualquier sustitución protésica, pero a pesar de todo sigue siendo importante el tratamiento protésico después de las resecciones de los maxilares. Hay dos tipos de prótesis: la inmediata y la permanente.

Antes de realizar la operación, se toma una impresión de ambos maxilares. Se hacen modelos y en el maxilar superior se marca el perímetro de resección y se confecciona una placa parcial con los dientes de sustitución y grapas de anclaje. Esta placa, la prótesis inmediata, se coloca en la boca del paciente en cuanto termine la intervención. Con ella se ocluye la perforación hacia la nariz y al mismo tiempo sirve para sustentar el taponamiento que se coloca en la cavidad residual. En cuanto el tapón que ocupa la cavidad de la herida se reduce, se comienza la conformación de la permanente.

2.2. Resección de la mandíbula o maxilar inferior

La resección de la mandíbula puede ser ocasionada por heridas de guerra, accidentes de tráfico y por cirugía a causa de cáncer. Estos pacientes deben ser tributarios primero de una reconstrucción plástica y, después, de una rehabilitación logopédica. Es sorprendente el poder de suplencia que poseen los músculos, y por ello los pacientes mejoran mucho su habla.

2.3. Atresia mandibular

La atresia mandibular es una anomalía congénita que consiste en un empequeñecimiento de la mandíbula debido a una detención del desarrollo del maxilar inferior por causas congénitas (heredosífilis, raquitismo, osteornalacia, trastornos endocrinos) o por causas adquiridas, como son el chuparse el dedo o el uso del chupete. La barbilla está hundida y se dice que estos pacientes tienen cara de pájaro.

Esto provoca una desproporción entre la lengua y la cavidad bucal. La lengua resulta demasiado gruesa, como si fuera una macroglosia y se desplaza hacia atrás, hacia la faringe, lo que se denomina glosoptosis o deglución de la lengua. En algunas ocasiones puede representar un serio problema para la respiración.

El más frecuente es el síndrome descrito por Pierre Robin (1923), consistente en microrretrognatia, glosoptosis y fisura palatina.

La asociación de estas malformaciones produce la aparición de un cuadro clínico de insuficiencia respiratoria alta. La dificultad respiratoria, asociada a una ausencia del reflejo de succión, hace que al intentar alimentar a estos niños aparezcan graves crisis de asfixia y cianosis.

Durante la primera semana de vida, el pronóstico es grave porque existe, pese a todos los cuidados, un grave peligro de muerte súbita por asfixia. Pasado este tiempo, el peligro disminuye pero persiste durante los primeros meses. La mortalidad puede descender considerablemente si se realiza una vigilancia extrema y un tratamiento adecuado.

El diámetro transversal del paladar está disminuido y la bóveda se eleva, se convierte en paladar ojival. La parte anterior del borde alveolar de ambos maxilares superiores se proyecta hacia adelante, juntamente con los incisivos, produciéndose un prognatismo superior.

Como consecuencia de la atrofia del maxilar superior aparece también una malposición dentaria; los dientes no están bien colocados y cabalgan los unos sobre los otros.

En la disostosis otomandibular la atresia es tan importante que faltan por completo la rama ascendente y el cóndilo del lado afecto, ya que se trata de una malformación unilateral. Puede ocurrir una fisura entre las dos ramas de la mandíbula inferior. Cada una de ellas se mueve independientemente de la otra. Suele ir asociada a malformaciones en la lengua.

Otras anomalías provienen de causas extrínsecas mecánicas, como del uso en la infancia de chupetes o por el hábito de meterse el dedo en la boca, y, sobre todo, por obstrucciones de las vías respiratorias. Al no funcionar éstas, el esqueleto de las fosas nasales se atrofia, se produce la atresia de las vías respiratorias superiores, el tabique se encorva, los senos paranasales quedan rudimentarios. Todo ello origina la facies adenoidea.

2.4. Progenie

En la progenie, la mandíbula inferior es muy prominente, y por ello no es normal la relación entre los maxilares superiores e inferiores y se pierde la articulación entre los dientes.

Hay formas extremas en los sujetos acromegálicos. La progenie impide una masticación normal por la maloclusión dentaria y predispone a la caída prematura de los dientes por piorrea alveolar. La articulación se hace demasiado anterior, da la impresión de hablar con la boca llena y el sigmatismo interdental es muy pronunciado.

Ha sido muy frecuente en sujetos de la Casa Real Española, por ejemplo, sufrieron progenie Carlos V o Isabel La Católica.

2.5. Disostosis maxilofacial

Es especial la malformación mandibular que va asociada a otras anomalías y que constituye el síndrome de Franceschetti. En los países anglosajones se denomina síndrome de Treacher-Collins. Presenta los siguientes síntomas:

- La abertura palpebral hacia fuera y abajo, es decir, en dirección antimongoloide.
- Hipoplasia de los huesos de la cara, especialmente la mandíbula inferior y los molares, que le dan a la cara un aspecto de cara de pescado (*fish-face*).
- Microtía, a veces con malformaciones del oído medio e interno. Sordera de transmisión o mixta.
- Paladar ojival, anomalías en la implantación dentaria con mordida abierta, macrostomía.
- Fístula preauricular.
- Además pueden haber otras anomalías: vertebrales, fisuras de paladar, fisuras submucosas, ausencia de senos o de neumatización mastoidea, hipoplasia del hueso hioides y de la laringe, agenesia pulmonar o atresia coanal.

Existen dislalias orgánicas por las anomalías dentarias, linguales y palatales. Esta malformación empieza durante la séptima semana de vida embrionaria. Se transmite hereditariamente de modo dominante.

Pueden aparecer orejas en asa, anquiloglosia, fístula braquial cervical y paladar ojival. En alguna ocasión puede existir un retraso mental. A veces en el EEG se manifiesta una maduración cerebral deficiente. La audición acostumbra a ser normal.

La ortodoncia y la cirugía plástica son necesarias para devolver la mayor normalidad posible a estos pacientes.

2.6. Anomalías dentarias

Las alteraciones de la forma, presencia o posición de las piezas dentales determinan una alteración de los fonemas conocida como *disglosia dental.*

Figura 2

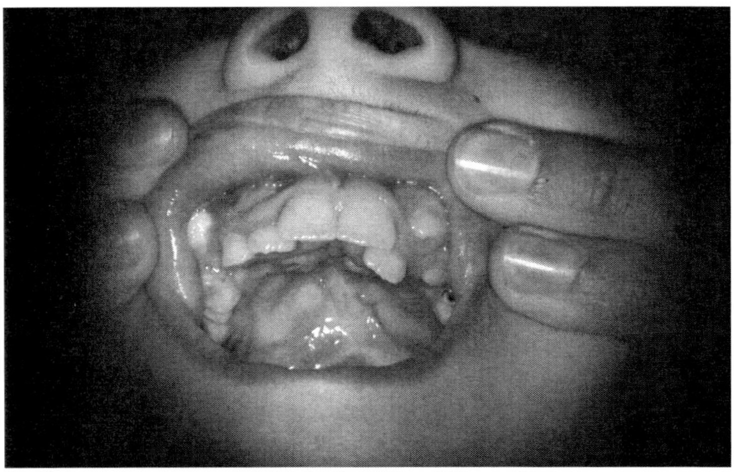

Los dientes en sí y sus relaciones con el resto del esqueleto tienen, en el ser humano, características anatómicas de forma, número, volumen y estructura fijas, constantes e inmutables en condiciones normales. Estas características determinan que pueda haber muchísimas variaciones.

Las anomalías dentarias se pueden distinguir en anomalías de forma, de volumen, de número, de sitio (heterotopia), de dirección, de erupción, de nutrición, de estructura, de disposición (oclusión) y en anomalías de los maxilares.

Etiología

Existen tres causas que producen maloclusiones dentales y son las siguientes: hereditarias, generales o locales.

En las hereditarias a veces no se hereda la forma, sino la función. El tono muscular, la actitud postural, una movilidad lingual viciosa o una hipertonicidad de los músculos buccinadores pueden alterar el equilibrio de fuerzas necesario para el desarrollo correcto de los maxilares. Otras veces hay herencias en piezas dentarias retenidas, agenesias y dientes supernumerarios que deforman el maxilar.

Como causas generales, existen los desequilibrios hormonales, la mala alimentación, la oligofrenia y las disendocrinias. Como causas locales existen alteraciones en los propios dientes o en malos hábitos, como el chupete, la succión del pulgar, la respiración bucal frecuentemente a causa de adenoides.

Alteraciones patológicas

Las tres alteraciones patológicas más frecuentes son las anomalías constitucionales en la posición dentaria, la pérdida fisiológica en la primera dentición y en la vejez, y los traumatismos o enfermedades de los maxilares y dientes.

Puesto que todas las sibilantes se realizan entre la punta de la lengua y el borde de los incisivos, se comprende que la posición de los dientes será de gran importancia para la articulación de la /s/. Se observan más sigmatismos en pacientes con defectos dentales, diastemas, anomalías de posición, anomalías de mordida y en los maxilares que en sujetos con posición dentaria correcta.

La maloclusión puede darse en sentido sagital, vertical y transversal.

a) La maloclusión sagital se produce cuando los dientes están adelantados a partir de su implantación. Existen tres tipos:

- Si esta inclinación existe en ambas arcadas dentarias, se produce la biprotusión. Los labios estarán separados y los incisivos asoman por la abertura oral;
- Los dientes superiores están adelantados respecto a los inferiores;
- Los dientes inferiores están adelantados respecto a los superiores.

Sobre todo en el segundo tipo, las comisuras labiales se llenan de saliva. Una disminución de la movilidad del velo del paladar es frecuente y ello produce una ligera rinolalia. La articulación de /r/ está dificultada y se articulan mal todos los fonemas linguodentales.

b) Maloclusión vertical: cuando los incisivos inferior y superior no están colocados en un mismo plano vertical, como en la progenie, prognacia y retropulsión dentaria, ocurre que la lengua toca los incisivos superiores (progenie) o inferiores (prognacia). Ello provoca un sigmatismo dental.

La separación de los incisivos superiores centrales impide que la lengua pueda dirigir la corriente aérea hacia su borde cortante, ya que se escapa por este diastema y no produce el sonido característico de la /s/. La sibilancia se produce al paso del aire por este diastema y el sonido resultante, el sigmatismo estriduloso, parecido a un silbido, es muy desagradable.

En las irregularidades dentarias de oposición, especialmente cuando falta uno de los incisivos superiores, la punta de la lengua se ve colocada o empujada hacia el canino, agitándose lateralmente. El aire sale entonces por el agujero dentario y se produce de este modo el llamado *sigmatismo lateroflexus*.

Para la articulación de los fonemas /d/, /t/, /l/, /m/ y /r/, la colocación dentaria no es tan importante. Las diferencias de sonido son casi imperceptibles.

c) La maloclusión transversal se produce cuando está disminuida la anchura entre los molares superiores de ambos lados. Suele ocurrir en el paladar ojival. En estos casos la lengua no llega al paladar o lo hace con un ajuste insuficiente. Existe rotacismo o pararrotacisrno, donde el sonido /r/ se sustituye por /g/, /d/, /t/ o /l/.

La pérdida de los incisivos en el cambio de dentadura produce una serie de dislalias características. Los fonemas sibilante /s/, /θ/ pierden agudeza y pueden confundirse, pues suenan igual. En la /s/ se pueden diferenciar cuatro tipos:

- sigmatismo linguopalatal
- sigmatismo linguoalveolar
- sigmatismo linguolabial
- sigmatismo interlabial

En la pérdida de dientes por heridas o enfermedades, la disglosia es en general más grave porque hay, además, lesiones en los maxilares y labios, e incluso en la lengua. Entonces la disglosia es más intensa y complicada por alteración de los sonidos labiales, linguales y dentales.

Gracias a las prótesis, las disglosias dentales son de buen pronóstico. El tratamiento deberá llevarse a cabo en primer lugar por el odontólogo, quien mejorará con ortodoncia los defectos o los suplirá con la prótesis. Además, será necesario hacer una reeducación logopédica de las posiciones articulatorias falsas.

Anomalías de erupción

Pueden presentarse en la erupción dentaria, por aceleración o por retraso, tanto en los dientes temporales o primera dentición, como en los permanentes. En la primera dentición, el retraso es mucho más frecuente que la aceleración o erupción precoz.

2.7. Ortodoncia y prótesis dentaria

La ortodoncia mejora la estética del perfil, la función dentaria y la articulación.

- Directamente: reforzando la potencia del soplo espirado, aumentando el volumen de las cavidades de resonancia y coaptando los labios y dientes.
- Indirectamente: permitiendo el mejor emplazamiento centrado de la lengua y de la laringe; renovando el estado general y el tono nervioso central, y saneando todas las mucosas respiratorias.

Para corregir una maloclusión dentaria existen los aparatos fijos y los aparatos móviles. Estos solamente actúan sobre los dientes y el hueso alveolar, pero no sobre el hueso basal.

Ortodoncia y logopedia

Muchos autores que han estudiado la etiología y patogenia de la maloclusión dentaria creen que se debe a movimientos de deglución y de habla defectuosos, y que a veces los dientes vuelven a su posición inicial a pesar de una ortodoncia correcta. Por ello y para evitarlo, los ejercicios de rehabilitación logopédica pueden ser muy útiles.

Disglosia protésica

Al colocar una placa de ortodoncia se produce una alteración en la configuración de la boca. Estos aparatos interfieren la lengua, los dientes, el paladar, los labios y la mandíbula. Los puntos de apoyo y de contacto varían y la lengua debe aprender a modificar su actuación por lo que se refiere a la dirección, la distancia, la presión, la rapidez, etc. Es posible, pues, que el ortodoncista, al querer arreglar una dentadura, provoque una disglosia protésica.

A las pocas semanas de usar un aparato ortodóncico, en general se suelen corregir espontáneamente las disglosias. Por poca atención que el niño preste a sus disglosias dentales, se corrigen más rápidamente que en el adulto.

Para adaptarse más rápidamente a la prótesis se recomienda practicar ejercicios diarios de lectura en voz alta, hasta que la lengua se acostumbre a contactar con los nuevos puntos de articulación.

3. Disglosia lingual

La disglosia lingual es la alteración de la articulación de fonemas a causa de un trastorno orgánico de la lengua.

La rapidez, exactitud y sincronismo de los movimientos de la lengua son de extraordinaria importancia para la articulación. Debido a ello, a un modo de hablar, a un idioma, se le llama *lengua*.

Las causas que impiden la movilidad de la lengua son la anquiloglosia, la parálisis, las pérdidas de sustancia en las quemaduras, la glosectomía y las malformaciones.

3.1. Anquiloglosia

Figura 3

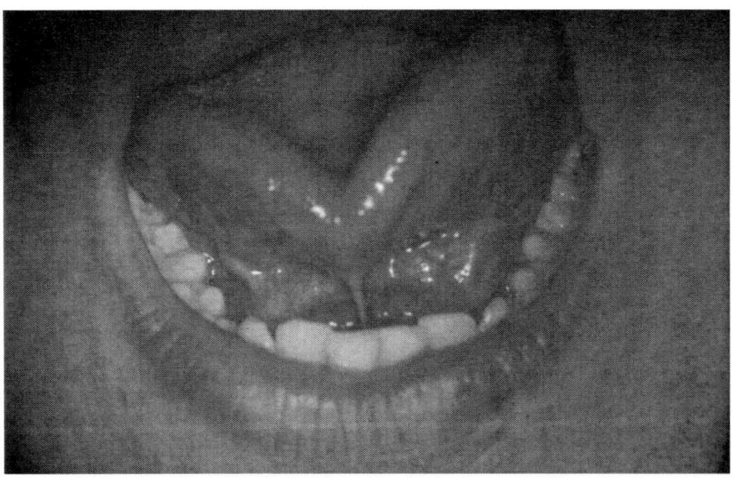

En la anquiloglosia, el volumen de la lengua es muy diferente en un niño u otro. La punta de la lengua es relativamente corta, el frenillo parece por ello llegar a la punta de la lengua. Sin embargo, el niño puede mover la lengua entre las encías y bien pronto puede sacarla fuera de la boca.

La sección del frenillo (frenulectomía), cuando es necesaria, debe realizarse en sentido horizontal y luego se deben suturar los bordes de la incisión en sentido vertical (romboplastia). Hay que procurar que la herida cicatrice por primera intención, ya que puede producirse una cicatriz retráctil con un resultado igual o peor que antes de la operación.

3.2. Parálisis unilateral

La parálisis de la lengua se debe a una lesión del nervio hipogloso. Puede ir asociada a otras parálisis de los pares craneales trigémino, facial, acústico, glosofaríngeo, vago, espinal y del gran simpático. Las parálisis por trastornos nerviosos centrales de origen cortical, subcortical o bulbar, se estudian entre las disartrias.

Las parálisis causadas por lesiones directas de la lengua se producen en general en época de guerra y en la vida civil a causa de accidentes o a consecuencia de resecciones por cáncer.

Aunque algunos autores afirman que la parálisis unilateral ocasiona pocas alteraciones, aparecen dislalias, sobre todo en los fonemas /d/, /t/, /l/, /s/ y /θ/. También pueden producir un sigmatismo lateral funcional. El fonema /r/ desaparece en todos los casos y se sustituye por un lambdacismo lateral. Los sonidos linguales posteriores /g/ y /k/ pueden verse alterados. Las vocales que se resienten más de la parálisis del hipogloso son /e/, /i/ y /o/. Por ello, el habla, en general, aparece borrosa, débil y de difícil comprensión.

3.3. Parálisis bilateral de lengua

La parálisis bilateral de la lengua puede deberse a la siringobulbia, la esclerosis lateral amiotrófica, la parálisis bulbar, la parálisis seudobulbar y, menos frecuentemente, a la tabes por neuritis del hipogloso.

Cuando la lesión es de la neurona peritérica, aparece una degeneración, atrofia muscular y contracciones fibrilares. Cuando las lesiones son de la neurona central no existen estas tres características.

La parálisis bilateral del hipogloso produce una alteración importante al masticar y al hablar. La lengua permanece inmóvil en el suelo de la boca.

Casi todos los fonemas quedan desdibujados, especialmente los fonemas consonánticos /d/, /t/, /l/, /n/, /s/ y /k/, y, entre los vocálicos, /e/ e /i/.

Las heridas de la punta lingual presentan una sintomatología similar a las parálisis del hipogloso, especialmente el sigmatismo.

3.4. Fulguración lingual

Se suele producir alrededor del primer año de vida y suele deberse a la introducción de la punta de la lengua en un enchufe eléctrico. Debido a la humedad se produce una descarga eléctrica que quema la punta de la lengua.

A los pocos días, al desprenderse la escara, se pueden producir hemorragias, y más adelante queda una pérdida de sustancia y una cicatriz que dificulta la articulación de los fonemas linguoapicales como /s/, /l/, /θ/ y /r/. Con reeducación logopédica pueden desaparecer o mejorar. Lo más difícil de revertir es el sigmatismo. El pronóstico es relativamente bueno.

3.5. Glosectomía

Las pérdidas de sustancia pueden deberse al desprendimiento de escaras por quemaduras, por mordeduras del propio sujeto en un accidente o amputaciones quirúrgicas generalmente por cáncer. La porción amputada puede ser la punta de la lengua, una mitad en la hemiglosectomía parcial o toda la lengua en una glosectomía total. Siglos atrás se practicaba la glosectomía como castigo.

La pérdida de una gran parte de la lengua produce una alteración importante del habla. La /d/ suena como /g/; la /t/ como /k/; la /s/ como /ŝ/ y la /r/ no se puede pronunciar. La /l/ es muy gangosa, parece una /i/, o falta del todo. Las vocales /e/ e /i/ son difíciles de emitir. A veces los movimientos linguales producen dolor.

La pérdida total de la lengua produce una gran dificultad para la emisión del habla, pero no la mudez como creen muchas personas.

3.6. Malformaciones de la lengua

Las malformaciones congénitas de la lengua se deben a una alteración en el desarrollo embriológico. Los casos más graves se dan en recién nacidos no viables o muy malformados. La detención del desarrollo en períodos posteriores va frecuentemente asociado a anomalías en el sistema nervioso, en las extremidades o en el paladar.

Cuando el tubérculo lingual medio no se une a los tubérculos linguales laterales, se producen tres masas separadas.

En la aglosia, la lengua solo es un mamelón delante de la epiglotis y los niños suelen fallecer a los pocos días de nacer.

3.7. Macroglosia

La lengua puede ser exageradamente grande debido a dos razones: por un proceso patológico intrínseco en la musculatura lingual como un proceso tumoral, o por un proceso infeccioso-inflamatorio (glositis). En el grupo de los procesos tumorales, los más frecuentes son los quistes, los hemangiomas y los linfangiomas que aparecen a edades precoces.

Puede presentarse también la llamada macroglosia esencial, que consiste en una hipertrofia simple de la musculatura estriada de la lengua. Los más frecuentes son casos congénitos, siendo a veces familiares. La macroglosia esencial es muy probable en los niños con el síndrome de Down y en algunos oligofrénicos. Esta lengua voluminosa se asocia a una contextura rugosa y aframbuesada de la mucosa.

La presión constante de la masa lingual hace inclinar hacia adelante a los dientes, separándolos. Por ello suelen tener la boca abierta, y debido a ello también la sialorrea. La articulación de los fonemas está alterada en su precisión y rapidez.

Su tratamiento en los casos extremos es la glosectomía parcial. El período de readaptación dura unas tres semanas en el niño y tres meses en el adulto. Al término de este tiempo, en la mitad de los casos, la inteligibilidad del habla ha mejorado muchísimo. En algún caso la /x/ y la /ɲ/ deben ser reeducadas.

3.8. Glosoptosis

La caída de la lengua hacia atrás dentro de la faringe produce dificultades respiratorias importantes. Suele ir asociada a otras malformaciones bucales.

3.9. Pronóstico y tratamiento

En general el pronóstico de las logopatías por patologías linguales es bueno. La suplencia de otros músculos mejora mucho el habla, además de la masticación y la deglución. Las lesiones de la base de la lengua producen disglosias más importantes.

El tratamiento consistirá en reforzar los músculos linguales restantes con tratamiento eléctrico, masajes y gimnasia activa contra resistencias que ejercemos por medio de espátulas guialenguas. Las operaciones sólo se deben llevar a cabo en el caso de que haya otros problemas aparte de los logopédicos.

El labio inferior puede suplir la función en /d/, /t/ y /n/. El soplo dirigido convenientemente contra los incisivos puede suplir el fonema /s/. Los fonemas /k/, /n/, /g/ y /x/ pueden formarse entre la epiglotis y la faringe. La /r/ puede sustituirse por el rotacismo crepitante laríngeo y faríngeo.

Con todo ello, muchos pacientes pueden, con voluntad y entrenamiento, llegar a adquirir un habla bastante comprensible.

4. Disglosia palatina

La disglosia palatina es la alteración de la articulación de los fonemas provocada por alteraciones orgánicas del paladar óseo y del velo del paladar.

Encontramos diferentes formas: la fisura palatina, bastante frecuente; la fisura submucosa; el paladar corto, y otras anomalías menos frecuentes, como las parálisis funcionales y los traumatismos, yatrógenos o no, que afectan a la región del paladar.

4.1. Fisura palatina

Figura 4

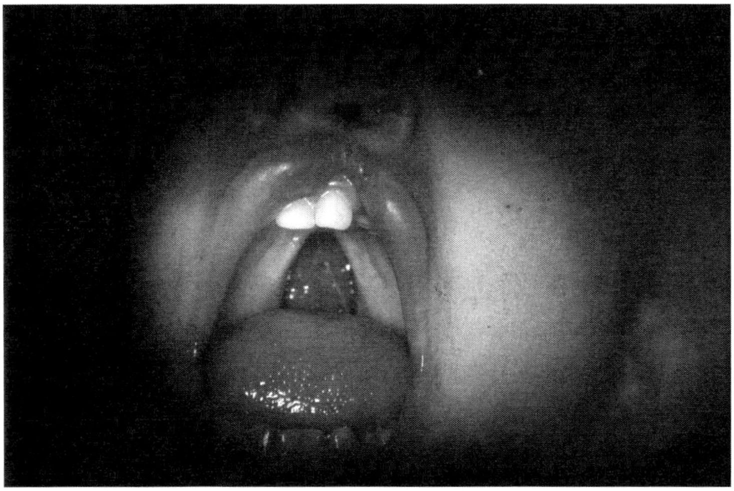

La fisura palatina consiste en una malformación congénita en la que las dos mitades del paladar no se unen en la línea media. La fisura puede afectar al velo del paladar, al paladar óseo y a la apófisis alveolar del maxilar superior. En el 50% de los casos se asocia a la del labio superior, llamada *labio leporino*.

Esta malformación afecta muchísimo a la deglución y más tarde al habla. También se le llama *hendidura de paladar, palatosquisis, uranoestafilosquisis* y *división palatina*.

La fisura de paladar es frecuente y representa el 15 % de todas las malformaciones y sólo es superada en su frecuencia por el pie equinovaro.

No se ha llegado aún a ninguna conclusión sobre su etiología, pero las podemos dividir en dos grandes apartados en función de su origen: exógeno o endógeno.

Las de origen exógeno a menudo son referidas por los padres (susto, accidente, caídas, enfermedades infecciosas, etc.), pero para tomarlas en consideración deben darse en la madre durante el primer mes del embarazo. Antiguamente los médicos también la asociaban a contracción de la sífilis por parte de la madre. La campaña antivenérea ha suprimido las perforaciones sifilíticas del paladar y, a pesar de todo, la frecuencia sigue siendo la misma, por lo que en principio debemos descartar esta etiología. Otras causas exógenas que se han propuesto son el alcoholismo, radiaciones o virus en la madre. El factor de edad avanzada de los padres al que tanta importancia se le había concedido, actualmente se ha descartado.

Las de origen endógeno se deben a la herencia, que es un factor importante ya que en un 15% se presenta la misma malformación en los antepasados del niño. A pesar de los estudios hechos, no se sabe si se trata de un carácter recesivo o dominante.

Según los embriólogos, la patogenia de la división palatina y el labio leporino se deben a la ausencia de coalescencia entre el mamelón nasal interno por dentro y el mamelón nasal externo y el maxilar por fuera.

Este mesénquima proviene de tres fuentes: dos laterales y una mediana. El hecho de que no penetre tejido mesenquimatoso en el muro epitelial explica la presencia de fisuras. Esta falta de invasión mesenquimatosa puede ocurrir entre dos de las fuentes antes dichas o bien entre las tres, dando lugar al labio leporino unilateral o bilateral, respectivamente.

Se pueden diferenciar 15 formas diferentes de hendidura palatina, pero para simplificar describiremos sólo cuatro: la división simple del velo, la división del velo y del paladar, el labio leporino unilateral total y el labio leporino bilateral total.

a) División simple del velo

Aquí no se incluye la úvula bífida ya que no da trastorno logopático. Un grado más y la división alcanza el borde posterior del paladar blando. Es mucho más frecuente la división total del velo del paladar que forma el 20 % de todas las fisuras palatinas.

b) División del velo y del paladar óseo

Representa el 30 % de todas las fisuras palatinas. Según su longitud existen muchos tipos, desde las pequeñas divisiones del borde posterior del paladar óseo hasta las que se extienden al agujero palatino anterior. Este agujero representa el límite anterior de todas las fisuras palatinas sin labio leporino.

Se visualiza siempre en medio de las dos láminas palatinas separadas por el vómer, que suele estar atrofiado. Las láminas palatinas pueden faltar totalmente y estar representadas sólo por un diafragma mucoso. La fisura tiene forma oval o forma de V con ángulo anterior.

c) División del paladar con labio leporino unilateral total

Es la más frecuente, representa el 38 % de todas las divisiones. El tabique se desvía hacia un lado uniéndose a una lámina palatina.

d) División del paladar con labio leporino bilateral total

Representa el 9% de todos los casos. El tubérculo mediano puede existir o no.

En las fisuras palatinas, la aponeurosis en el velo del paladar no existe. En condiciones normales los músculos que vienen de la región posterior se sueldan en la línea media y forman una ancha cincha tirada fuertemente hacia atrás por el peristafilino interno y el faringostafilino. Esta cincha tiende a alejarse de las láminas palatinas óseas. La aponeurosis tiende a llenar el espacio que queda así descubierto. En la fisura palatina los músculos se desarrollan normalmente, pero no llegan a la línea media y la cincha no se forma.

Si los músculos separados no tiran del velo, la aponeurosis no se forma. Si el velo no tiene la longitud normal no es porque esté atrofiado, sino porque, como no se ha formado la cincha, los músculos no tiran, el velo no se alarga y la aponeurosis, que es consecuencia de esta tensión, no se forma. La ausencia de ésta es la consecuencia y no la causa de la cortedad del velo. El paladar fisurado es, pues, insuficiente, tanto en el sentido transversal como longitudinal.

En el velo fisurado existen todos los músculos, sólo están modificados porque no se juntan en la línea media, pero existen en su integridad. La atrofia de los músculos del velo existe debido a una atrofia fisiológica secundaria al estado anatómico. En el recién nacido, los músculos tienen su volumen normal. En el adulto los músculos inútiles están atrofiados, los músculos compensadores están hipertrofiados. Los velos no operados se atrofian mucho y el paladar es blanco, rígido, duro e inmóvil. Por ello hay que operar antes de que los músculos degeneren por falta de función.

Es fundamental que el foniatra explore meticulosamente a cada paciente y tenga idea de dónde depende el trastorno fonético, si de la anomalía anatómica, de la función deficiente o de otras causas. Es útil conocer a qué edad se realizó la operación, si el paciente hablaba o no antes de la misma y preguntar cómo se expresaba y los defectos que tenía. Si el niño no hablaba antes de la intervención y tenía ya edad para hacerlo, debemos averiguar si hay asociada una hipoacusia o un retraso mental.

La medida absoluta del paladar no significa que sea competente en su función de esfínter. Debe pedírsele al paciente que bostece o pronuncie el sonido /a/ con la boca abierta y observar la movilidad de su velo, si se eleva o no. Si el paladar es corto, la lengua tiende a avanzar y el paciente produce sigmatismos al hablar. Si el paladar está excesivamente arqueado y elevado, la lengua tiene dificultad para alcanzarlo y dificulta la producción de los sonides /k/, /g/ y /n/.

Síntomas

Los síntomas que presentan los fisurados palatinos son los siguientes:

1) Síntomas anatómicos

• Síntomas dentales

A nivel de los dientes se presentan grandes deformidades cuando la fisura palatina es completa y faltan algunos de ellos, especialmente los incisivos laterales. La alteración del contorno del borde alveolar puede afectar a la producción de algunos fonemas, especialmente /s/, /d/, /f/ y /v/. Hay que valorar si hay anomalías en el borde alveolar que produzcan dislalias en los sonidos /t/ y /d/, y un paladar corto, estrecho u ojival puede producir deltacismos. Cuando los incisivos faltan, la punta de la lengua tiende a avanzar y produce sigmatismos.

Si cuando el niño crece no se efectúa un tratamiento ortodontopédico, las anomalías de la posición y articulación dentaria aumentan progresivamente. Por ello es necesario instaurar cuanto antes un tratamiento ortopédico y ortodóncico con el que se evitarán alteraciones tanto estéticas como funcionales debidas a la malposición dentaria.

• Síntomas maxilares

a) *Deformidades óseas primitivas en el labio leporino total unilateral con fisura palatina*

Lo más llamativo es el desplazamiento divergente de los dos fragmentos en los que está dividido el maxilar superior. Estos dos fragmentos son desiguales, denominándose el interno *gran fragmento*, y el externo *pequeño fragmento.*

El gran fragmento rota hacia el exterior alrededor de un eje vertical que corresponde a la tuberosidad posterior del maxilar. Sin embargo, el pequeño fragmento se desplaza poco, ya que la lengua ejerce poca presión por su parte lateral, y los músculos del labio no se insertan en él. Además, existe una hipoplasia ósea de todo el tercio medio de la cara acentuada en los bordes de la hendidura.

b) *Deformidades óseas primitivas en el labio leporino total bilateral con fisura palatina.*

Se parecen mucho a las del labio leporino unilateral. La diferencia reside básicamente en la región incisiva central que llamamos *premaxila*, que es la que sufre la mayor deformidad. Está proyectada hacia adelante debido a la presión ejercida, por un lado, por la lengua, y por otro, por el crecimiento del vómer.

2) Síntomas fonéticos

Además de la anatomía, para la inteligibilidad de la palabra se deben tener en cuenta otros factores, como son la inteligencia, el temperamento, la estabilidad emocional, la agudeza y discriminación auditiva, los fundamentos del lenguaje, adaptabilidad y relación con el reeducador. Las hendiduras del paladar y del velo producen los mismos trastornos logopédicos y se dividen en trastornos específicos de la hendidura palatina y en trastornos no específicos.

• Trastornos específicos

a) *Golpe de glotis*

En lugar de articular las explosivas /p/, /b/, /t/, /d/, /k/ y /g/, estas se sustituyen por un pequeño ruido claro, sin vibración o con vibración según el fonema sea sordo o sonoro. La lengua se coloca atrasada, la punta no toca los incisivos, el dorso de la lengua no toca el paladar, el maxilar inferior queda entreabierto, los labios están flácidos, las mitades del velo se elevan, la faringe se contrae en el repliegue de Passavant y la laringe se eleva y avanza. Aunque el sujeto articule el sonido en su laringe, mueve los labios como si articulara el fonema normalmente.

b) *Ronquido faríngeo*

Es un ruido similar al que se produciría soplando dentro de una botella vacía. Sustituye las consonantes /s/, /ĉ/, /x/, /θ/, y a veces la /f/ y /r/. Estos sonidos se producen con la boca entreabierta, la lengua ligeramente tirada hacia atrás y los labios inmóviles.

c) *Soplo nasal*

Es el escape de aire por la nariz mientras el paciente habla, y por ello se altera el sonido de todos los fonemas, excepto de los nasales. Los explosivos, por el hecho de no poder acumular aire, pues se escapa por la nariz, resultan difíciles de pronunciar. Este escape de aire nasal puede a veces producir un silbido. El niño, para evitar en lo posible este escape nasal, intenta cerrar, con una mueca muy expresiva, los vestíbulos nasales.

d) *Rinofonía*

La voz adquiere un timbre grave y resuena dentro de la nariz.

• Trastornos no específicos

Las dislalias no específicas de la fisura palatina se deben a causas que no residen en el velo.

a) Trastornos de origen faríngeo

Existen dos clases de defectos, el ronquido nasal y la insuficiencia articulatoria.

- *El ronquido nasal.* Es similar al que se produce durante el sueño, pero menos intenso. Acompaña a casi todos los fonemas excepto a los nasales y tiene su máxima intensidad en /x/, /s/, / ĉ /, /θ/ y /f/. En los explosivos es más manifiesto. Se produce en la rinofaringe y es más intenso en los niños con adenoides.
- *La insuficiencia articulatoria.* Es la pronunciación perezosa, laxa, donde casi no se pronuncian las consonantes y las vocales no se distinguen entre sí. La boca queda medio abierta y los maxilares inmóviles. La palabra es poco comprensible, aunque el sujeto articule sílabas aisladas.

b) Trastornos de origen auditivo

Existen tres defectos que son de origen auditivo:

- *Sustitución de consonantes.* Muchos de estos niños confunden las explosivas sordas y, con menos frecuencia, las explosivas sonoras, o sustituyen las sordas por sonoras. Eso es debido a que no oyen los armónicos agudos de los fonemas.
- *Alteración de las vocales.* La falta de nitidez y la confusión de las vocales obedece a esta causa. Muchas veces están sustituidas por un sonido nasal.
- *Sigmatismos.* El sujeto articula de la misma manera la / ĉ /, /s/, /x/ y la /θ/ o las sustituye por un sigmatismo interdental o adental. Para percibir los armónicos de la /s/ es necesario tener una buena audición en los agudos.

Las hipoacusias son muy frecuentes en los fisurados palatinos. Dos son las causas productoras de esta sordera: la falta de movilidad de los músculos peristafilinos en la deglución y, por tanto, de abertura de la trompa de Eustaquio, y la existencia muy frecuente de adenoides.

Las enfermedades infecciosas del oído son mucho más frecuentes en el fisurado que en el niño normal. La operación del paladar parece ser un factor muy importante en la patogénesis de las otitis medias. El mecanismo parece estar relacionado con la atrofia, cicatrices y esclerosis de los músculos del paladar y de la trompa después de la cirugía.

Debido a las deficientes condiciones fisiológicas de las fosas nasales, estos niños sufren más coriza que los normales, lo que los predispone a las infecciones óticas. Además, suelen presentar hipertrofia e infección de amígdalas y adenoides.

c) Trastornos de origen laríngeo

Podemos encontrar tres tipos de trastornos de origen laríngeo:

- *La disfonía.* Muchos fisurados tienen una voz ronca, cansada, como si sufrieran una laringitis crónica. Otros presentan una voz temblorosa y gastada.

• *La monotonía.* No es tan notable. Todas las sílabas aparecen sin el acento de altura y de intensidad.

• *La insuficiencia fonética por insuficiencia laríngea.* Las consonantes sonoras son poco vibrantes y se confunden con las sordas correspondientes. La voz no tiene sonoridad, a veces se quiebra y tiembla.

d) Trastornos de origen glosolabial y maxilar

Hay cuatro tipos de trastornos de origen glosolabial y maxilar:

• *La inercia muscular e insuficiencia de la lengua.* En gran número de fisurados, la lengua no ha aprendido a elevarse y a tocar lo que queda del paladar. Con ello, las articulaciones de /k/ y /g/ se ve muy dificultada y, en grado menor, las de /t/, /d/ y /l/.

• *La inercia muscular e insuficiencia del labio superior.* El labio superior está inerte e inmóvil, pero el labio inferior y el maxilar inferior se mueven bien, deformando en gran manera las vocales /o/ y /u/. Si el labio leporino es insignificante, demasiado corto y sin movilidad se deforman las bilabiales /p/, /b/ y /m/.

• *Las malformaciones del maxilar o de su movilidad.* El arco dentario superior es más pequeño que el inferior. En estos casos la lengua está fuera de la boca. La ausencia de incisivos suele producir otras alteraciones, con una inercia de los músculos masticadores, o una rigidez que dificulta la palabra.

• *Gestos.* Muchos fisurados hacen gestos al hablar. Las alas de la nariz se mueven mucho, y se contraen las mejillas y el labio superior y se juntan las cejas. No son más que el reflejo que realizan para intentar evitar el escape del aire por la nariz.

e) Trastornos de origen torácico

Suelen presentar una flojedad respiratoria con voz apagada y lejana, y la palabra es ininteligible por ser demasiado débil. Estos niños son incapaces de una inspiración suficiente, incapaces de soplar, como si sus músculos respiratorios fueran impotentes.

Además, presentan una fonación intermitente, sin poder emitir los fonemas ligados y mantener un ritmo normal en la palabra. Las frases se entrecortan con reiteradas inspiraciones. A veces aparece una ligera tartamudez, espasmos, titubeos y gestos nerviosos.

También desperdician el aire, gastando para hablar mucha más cantidad de aire. Un sujeto normal puede pronunciar 50 veces seguidas /ta/. En cambio, ellos sólo pueden pronunciarlo 3 o 5 veces. Los pulmones se vacían cada 2 o 3 sílabas.

Disfagia

Los dos grandes problemas del niño fisurado son poderse alimentar y hacerse entender. La succión es difícil, porque el aire entra por las fosas nasales. El mantenimiento del pezón es difícil en los labios leporinos. Existen biberones especiales con tetinas-chupetes con una lámina horizontal que ocluye la fisura palatina y permite la alimentación hasta que se haya operado. En la mayoría de los niños se puede ayudar cerrando el labio con una pequeña cucharilla sobre la fisura. Para facilitar la alimentación, el agujero del biberón será de mayor tamaño que los normales.

Cuando maman, estos niños tragan mucho aire. Por ello se presentan molestias gástricas. Después de mamar deben colocarse verticales para que eructen este aire. La crianza es difícil y requiere de muchos cuidados. Una pequeña bronconeumonía presenta una gravedad anormal. Hace muchos años estos niños no llegaban al año de edad. Más adelante se adaptan a su alteración anatómica y aprenden a deglutir sin demasiadas dificultades.

Desarrollo del habla en el niño fisurado

En el niño con fisura de paladar, el balbuceo se presenta a la misma edad que en un niño normal, pero tiene una resonancia nasal. En esta fase el niño no intenta imitar, y por ello no le da importancia a la rinolalia. La primera dificultad aparece cuando quiere imitar consonantes que no sean nasales. Coloca la lengua y los labios en la mejor posición que puede, pero las consonantes no son tan fuertes como en el sujeto normal, y en sus intentos de mejorar contrae los músculos de las mejillas y alas de la nariz para evitar el escape de aire por la misma.

También buscan producir el sonido explosivo en otro lugar y así surge el golpe glótico. Los sonidos fricativos también se intentan producir en otros lugares donde se puede encontrar un estrechamiento, es decir, en la fosa nasal. Al final, al ver infructuosos todos sus intentos de imitar los fonemas, el niño se desespera y no hace ningún esfuerzo ni intento para hablar.

El niño desarrolla un habla con muchas diferencias respecto al niño normal. La repetición continuada de estos sonidos o ruidos crea unos malos hábitos logopáticos que después son muy difíciles de corregir. En su audición llegan a confundir los fonemas que oyen con los que emiten sin percibir diferencias.

Al ser mayores, son conscientes de que su modo de hablar no es normal, a veces no porque se oigan ellos mismos sino porque notan que los demás no les entienden o por las burlas de sus compañeros en el colegio. El mayor aumento del léxico ocurre entre los 2 años y medio y los 3 años y, por consiguiente, es necesario intervenir al fisurado antes de esa edad.

En función de la comprensión, comparación y estudio, se pueden dividir los fisurados palatinos en cuatro grupos, según la intensidad de su alteración del habla.

Primer grupo	Articulación normal
Segundo grupo	Ligera rinolalia, escape de aire nasal y pocas articulaciones defectuosas. El habla del niño se comprende bien. Las consonantes fricativas y explosivas son débiles y hay un sigmatismo interdental.
Tercer grupo	Intensa rinolalia, golpe de glotis, intensos y variados defectos de articulación y sustituciones. Cuesta entender el habla y requiere mucha atención. Existe un escape nasal importante. El sonido /k/ se sustituye por /t/, los sonidos /t/ y /d/ por /n/ y los sonidos /p/ y /b/ por /m/.
Cuarto grupo	Sólo emiten vocales y el habla es incomprensible. En algunos casos puede parecer que padecen un retraso mental.

Psicología

Para el éxito en la vida de una persona y su buena adaptación social, probablemente los dos factores más importantes son una buena configuración facial y una buena comunicación oral. Y estas dos facetas son las que están más afectadas en un niño con fisura palatina. Por ello es importante valorar que en la vida del fisurado palatino sus mayores dificultades y contratiempos son de tipo psicológico y social.

Durante los años preescolares el niño desarrolla bien sus tareas y muestra un buen ajuste social. Cuando va a la escuela o alrededor de los 6 años empieza a sentirse diferente de los demás y se le exige una mayor inteligibilidad en su palabra. A pesar de la cirugía y de la rehabilitación logopédica, presenta una cierta nasalidad. El niño se siente excluido de las actividades que precisan de una buena pronunciación. Su adaptación social se ve limitada. En la adolescencia, los niños trasladan a su personalidad la dificultad del habla.

Tratamiento

El tratamiento se divide en cuatro apartados: tratamiento quirúrgico, tratamiento foniátrico, tratamiento ortopédico-ortodóncico, tratamiento protésico.

Para el tratamiento quirúrgico, existen diferentes técnicas pero la más utilizada es la Técnica de Wardill modificada por Sanvenero-Roselli.

Todos los cirujanos creen que la reeducación logopédica de los fisurados palatinos es fundamental, estén o no operados, lleven o no prótesis palatinas. El fin primordial del tratamiento de las hendiduras del paladar es facilitar la recuperación del habla normal al paciente. Esto se consigue casi siempre con la cirugía, si la intervención se ha realizado antes de los 2 años de edad y si los resultados han sido satisfactorios.

La mejor edad para empezar la reeducación es a los 3 o 4 años, en la que los niños son capaces de prestar atención. Si existe retraso mental deberemos posponer el comienzo del tratamiento. Si el niño es menor de tres años, se puede esperar un año para ver si con la operación mejora por sí solo, especialmente si el resultado quirúrgico ha sido bueno.

La reeducación tiene unos puntos fundamentales como son el refuerzo de los músculos respiratorios con ejercicios de respiración, de la función del velo del paladar con ejercicios de soplo y aspiración, y de los músculos de la cavidad oral especialmente los labios y la lengua y de la laringe para mejorar la articulación y la fonación.

Además, a causa de la patología auditiva y de la Trompa de Eustaquio es fundamental revisar el oído medio por un otólogo para evitar problemas auditivos sobreañadidos que son algo más frecuentes que en la población normal (sobre todo las otitis serosas y, si es necesario, se coloca un drenaje transtimpánico).

Las graves alteraciones que existen en los niños con fisura palatina, tanto en el maxilar como en los dientes se deben corregir con ortopedia y ortodoncia. La corrección de estas deformidades persigue un doble fin: estético y foniátrico.

4.2. Fisura submucosa del paladar

Figura 5

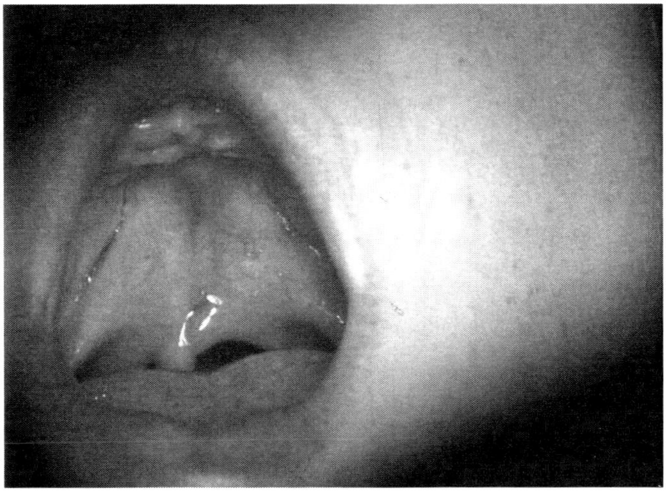

Esta malformación congénita del paladar óseo se debe a que el paladar no se ha unido en la línea media, pero sí la mucosa que lo recubre. Se conoce poco porque es muy poco frecuente. Fue descrita por primera vez por Brown Kelly en 1910.

Los niños que presentan fisura submucosa de paladar empiezan a hablar muy tarde y cuando empiezan a hacerlo no se les entiende. En los primeros días después de nacer hay reflujo de leche por las fosas nasales. A veces persiste de adulto, y se manifiesta más con la cabeza inclinada hacia adelante.

Siempre presentan una intensa rinofonía abierta y la articulación es prácticamente igual a la clásica fisura de paladar. Siempre se observa una úvula bífida. Con el tacto se nota que el borde posterior del paladar duro no es cortante, sino que se encuentra una muesca que puede seguirse por toda la línea media del paladar óseo y que corresponde a la línea azulada de la mucosa. Colocando una luz por una fosa nasal se observa que la línea media del paladar se ilumina más que el resto del paladar.

La rehabilitación foniátrica no es suficiente para conseguir un habla normal y es necesario realizar una cirugía como la del fisurado clásico.

4.3. Otras malformaciones

• Paladar corto

Es un estado congénito en el que el paladar, aunque se mueve bien, no alcanza la pared posterior de la faringe. La proporción entre el paladar duro y el blando es de 2:1 en el sujeto normal. En los paladares cortos esta proporción es de 3:1 a 4:1. El tratamiento consiste en una operación propuesta por Croatto de dobladura de la pared posterior faríngea para acercarla hacia adelante.

• Úvula bífida

Figura 6

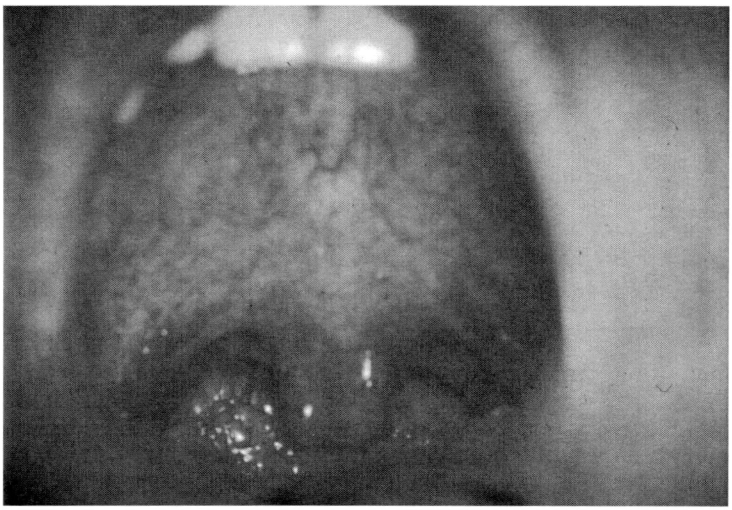

La úvula bífida aislada casi nunca tiene efectos sobre el habla. Algunas veces, si se asocia a una rinofaringe muy amplia, puede dar una rinolalia. Siempre la úvula bífida se encuentra en la fisura submucosa del velo, por ello, cuando observemos una úvula bífida y rinolalia abierta debemos buscar si existe la fisura submucosa. La úvula bífida es la expresión mínima de la tendencia a la fisura del paladar.

• Paladar ojival

La mayoría de las veces el paladar ojival denota la existencia de una insuficiente respiración nasal y la probable existencia de adenoides. Suele favorecer la producción de dislalias en los sonidos /t/, /d/ y /l/.

• Velo largo

Figura 7

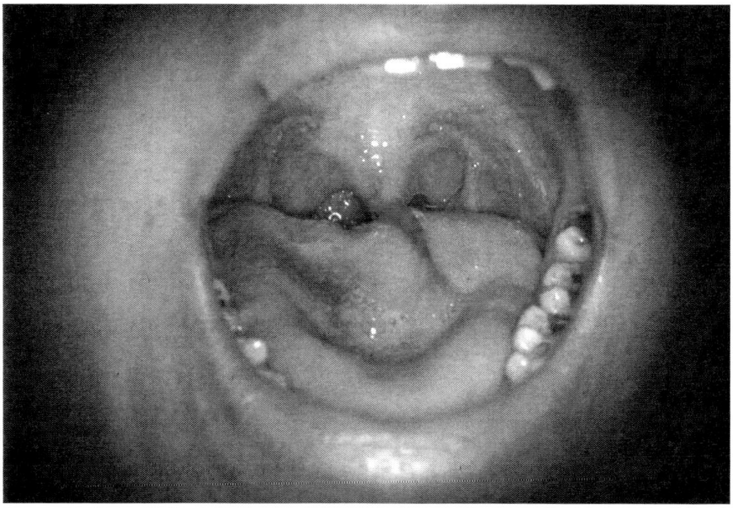

Existen casos de velos de paladar largos, que se insertan muy bajo en el pilar posterior, gruesos y poco movibles. Estos velos aíslan perfecta y fácilmente la nariz de la boca, pero provocan con facilidad la rinolalia cerrada y, sobre todo, ronquidos durante el sueño. Si la úvula ocasiona molestias puede ser extirpada, sin que por ello aparezca ningún problema en la articulación del habla.

• Perforaciones

Figura 8

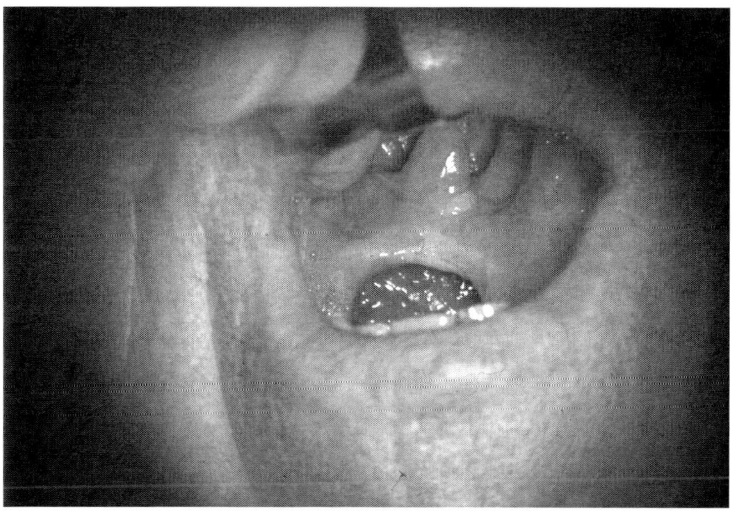

Las perforaciones del paladar pueden ser causadas por cuatro etiologías: las sifilíticas; las traumáticas; por compresión protésica o por malformaciones congénitas.

• Ausencia de pilares y/o velo
La ausencia congénita de velo es muy poco frecuente.

• Torus palatinus y mandibular
También se llama *rodete de la bóveda palatina* y forma una eminencia ósea anteroposterior que corresponde a la sutura media de la bóveda palatina. Es benigno y pocas veces da problemas en el habla. El torus mandibular se presenta a los dos lados del maxilar inferior en su parte anterior. En algunos casos el torus palatinus y el mandibular pueden dificultar la colocación de prótesis dentales, y por ello se puede extirpar con gubia y dejar que cicatrice por segunda intención.

4.4. Rinolalia abierta

La rinolalia abierta puede ser debida a causas funcionales que aparecen en niños débiles o demasiado relajados, u orgánicas, como alteraciones congénitas, parálisis, tumores o deficiencia mental. Su tratamiento debe ser etiológico, y se usará la cirugía o la prótesis en los casos de perforaciones. Para su rehabilitación se harán practicar los mismos ejercicios descritos para la fisura del paladar.

En la parálisis funcional bilateral del velo del paladar se presenta una contracción normal durante la deglución, el soplo y el bostezo y, en cambio, no se eleva durante la articulación. Se conserva la sensibilidad y el velo se contrae por náuseas al estimularlo por el tacto.

En las parálisis unilaterales del velo del paladar, la rinolalia puede mejorar o desaparecer al girar la cabeza hacia el lado paralizado, y, al revés, aumenta al girar la cabeza hacia el lado sano. Con el tiempo la rinolalia desaparece por compensación. La úvula se desplaza hacia arriba, hacia el lado sano.

Figura 9

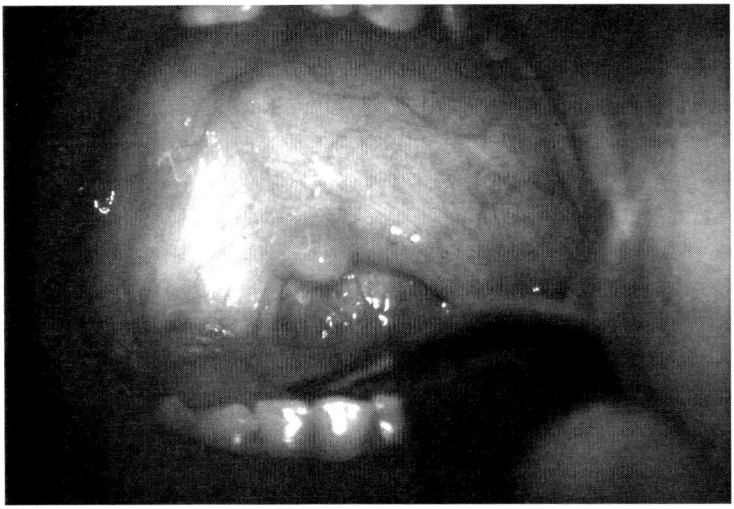

En la hemiplejia congénita del velo, la etiología no es aún clara pero se supone que se debe a lesiones de los núcleos bulbares o alteraciones de la evolución lateral del cerebro.

4.5. Traumatismos

• Adenoidectomía

Unos adenoides grandes ayudan a cerrar el cavum. Cuando se extirpan, este se vuelve mayor, más profundo y el esfínter no llega a cerrarlo. Por ello hay que ser prudente en su extirpación y tener en cuenta dos factores importantes: la conformación del velo del paladar y el estado psíquico del niño.

• Amigdalectomía

Hace años se había descrito que la extirpación de las amígdalas en los cantantes podía producir la pérdida total de la voz cantada, y, en los oradores, una incapacidad de hablar largo rato, cosa que luego no se ha confirmado. Algunos cantantes y maestros observan un cambio de timbre después de la operación. Sin embargo, si se produce, suele ser una mejoría y no un empeoramiento.

• Perforaciones traumáticas

En comparación con otros traumatismos, estas son poco frecuentes debido a la protección de las arcadas dentarias. Los pocos casos descritos han sido consecuencia de perforaciones producidas por objetos largos y delgados que el paciente llevaba en la boca. Esta lesión ocurre en niños pequeños.

• Sinequia velofaríngea

Es poco frecuente. Antiguamente se debían a sífilis, difterias o lupus. Hoy en día son debidas a traumatismos quirúrgicos, postamigdalectomía mal practicada, quemaduras cáusticas por ácidos, rinoscleroma o a enfermedades del colágeno. Las rinolalias abiertas se pueden deber a uvulectomías accidentales en el curso de una amigdalectomía. Pero también hay uvulectomías sin defecto fonatorio. Es decir, más que a la ausencia de la úvula, la rinofonía es producida por la retracción cicatricial del velo del paladar.

• Hioides

Las fracturas del hueso hioides pueden dar dificultades articulatorias linguales, pero la resección de su porción media, tal como se hace en la cirugía del conducto tirogloso, no las produce.

5. Dislalia nasal

5.1. Rinolalia cerrada o clausa

Se le denomina también hiporrinolalia o hiporrinofonia. El sonido de los fonemas /m/, /n/ y /ɲ/ se convierten en /b/ o /d/. Las vocales también se modifican, ya que en su formación entran algunos armónicos nasales y suenan con un timbre muerto.

Se puede deber a cualquier proceso patológico que obstruya el cavum (hiporrinolalia posterior, por adenoides, atresias, pólipos, etc.) o las fosas nasales (hiporrinolalia anterior, por coriza, pólipos, sinequias, hipertrofia, rinitis, cornetes, tumores, etc.).

La rinolalia cerrada funcional es de difícil diagnóstico y mucho menos frecuente. Es debida a una hipercontracción paradójica del velo, pues va acompañada de una buena respiración nasal. En la rinolalia cerrada orgánica suele haber una dificultad respiratoria nasal.

El tratamiento de la forma orgánica es siempre quirúrgico. En la forma funcional se hará pronunciar los fonemas nasales /m/ o /n/, alargándolos tanto como sea posible, a fin de que se puedan palpar bien las vibraciones en las alas nasales. Después, los fonemas nasales son articulados junto con las vocales, que serán nasalizadas exageradamente. Al final realizaran ejercicios que contengan nasales. Deben vigilarse las nasales finales: se procurará acentuarlas bien, con una resonancia nasal fuerte.

Estos ejercicios son siempre eficaces. No se deben usar instrumentos como sondas u otros para hacer bajar el velo. Son dolorosos y antifisiológicos, ya que los reflejos de defensa refuerzan todavía más las contracciones de los músculos del paladar.

5.2. Rinolalia mixta

Es difícil diagnosticarla, ya que se debe a una insuficiencia velar y a una oclusión o estenosis nasofaríngea. Si las opera, el cirujano corre el riesgo de transformar la rinolalia mixta en una rinolalia abierta, aún peor.

5.3. Cirugía nasal

En algunos cantantes sometidos a cirugía estética nasal, se ha visto que habían ganado en calidad de voz. También pueden ocurrir sinequias posquirúrgicas en fosas nasales que han dado problemas respiratorios, laringitis secas, rinofonías cerradas y dificultades para la impostación de la voz.

Glosario

Acromegalia: Las partes externas alejadas (*acro*) del cuerpo crecen más (*megalos*) de lo normal.

Agenesia: No se forma una estructura.

Apófisis: Extremo o protuberancia.

Atresia: Canal ocluido.

Betacismo: No se pronuncia bien la /b/.

Cianosis: Poca oxigenación, la piel y las mucosas se vuelven violáceas.

Deltacismo: No se pronuncia bien la /d/.

Disendocrinia: Alteración de las hormonas.

Facies adenoidea: Cara estrecha y mala respiración nasal.

Hipoplasia: Formación deficiente o pequeña.

Lambdacismo: No se pronuncia bien la /l/.

Microrretrognatia: Mandíbula pequeña y retirada hacia atrás.

Microtía: Oído pequeño malformado.

Neumatización mastoidea: Celdas aéreas de la apófisis mastoides.

Neuritis: Inflamación de los nervios.

Oligofrenia: Deficiencia mental.

Parálisis postdiftérica: Parálisis a consecuencia de una infección por difteria.

Rinofaringe: También llamada *cavum*; parte posterior de la nariz que está situada detrás del velo del paladar.

Rinolalia: Habla con escape de aire nasal. Voz nasalizada.

Rinoscleroma: Infección de la nariz debido a una *Klebsiella*, que endurece los cartílagos.

Rotacismo: Se pronuncia mal la /r/.

Sialorrea: Excesiva salivación.

Sigmatismo: Se pronuncia mal la /s/.

Siringobulbia: Lesión degenerativa de la médula.

Bibliografía

Borel, S. (1964). *Réeducation Orthophonique*, 2:2.
Perelló, J. (1990). *Trastornos del habla*. Barcelona: Masson.
Tresserra, L. (1997). *Tratamiento del labio leporino y fisura palatina*. Barcelona: Jims.
Wardill, W.E. (1937). *British Journal Surgery*, 25:97.

Capítulo III
Evaluación y tratamiento de la tartamudez infantil

Alicia Fernández-Zúñiga
Sara Gambra

Introducción

La reciente realización de una película sobre la tartamudez de un monarca[1] dio a conocer de forma detallada aspectos importantes del trastorno. La difusión de esta cinta contribuyó a que el gran público conociera de primera mano lo que supone este problema del habla para quien lo padece e incidió en un aumento de las consultas sobre tartamudez en muchas clínicas del país.

Cuando aparece esta patología suele preocupar mucho a los padres, que ven las dificultades de su hijo para comunicarse y el esfuerzo que le supone hablar. Sin embargo, a pesar de la intensidad del trastorno, lamentablemente, los profesionales no siempre derivan a los niños a evaluación y con frecuencia se orienta a los padres a esperar, dificultando así la prevención del problema, ya que en la medida que el problema se mantiene, los efectos a largo plazo son muy negativos para la comunicación, la vida social y emocional del niño y para los padres.

Sin embargo, la detección del trastorno permite la evaluación de un profesional experto, concluir con un diagnóstico y posteriormente plantear la intervención que el niño necesita.

Hay que resaltar que desde edades muy tempranas, desde que surge el problema, es posible intervenir de diferentes formas para evitar un afianzamiento de la dificultad.

1. *El discurso del rey*. Dir. Tom Hooper, 2010

* **Nota de las autoras**: Hemos sustituido el término 'disfemia' por el término 'tartamudez', más utilizado en la bibliografía y menos asociado a patología médica. En todo el texto, el uso de la palabra 'niño' se refiere genéricamente a niños y niñas, para facilitar la lectura.

Conceptos previos sobre lenguaje y habla

• Adquirir el lenguaje implica un aprendizaje complejo en el que intervienen diferentes procesos neurológicos, cognitivos, sociales y emocionales.

• Aprender a hablar es más que decir palabras sueltas. El niño debe aprender a unirlas, a formar frases y a poder expresar ideas con facilidad.

• Pero para hablar también es preciso realizar movimientos rápidos de los distintos órganos que intervienen en la producción del habla. Además, es necesaria la sincronización de todos ellos para producir los sonidos y crear las palabras.

• El lenguaje, además, sirve para que los niños se comuniquen con los demás y les ayuda a ser aceptados. Para ello es esencial aprender a respetar turnos y a escuchar.

• También deben aprender cómo interactuar con compañeros y adultos para poder conversar, describir, preguntar y resolver problemas interpersonales por medio del lenguaje.

• Multitud de circunstancias (dificultades en el desarrollo del lenguaje, en las habilidades motoras, sociales o emocionales, exigencias de los interlocutores, padres o familiares) pueden alterar el curso del proceso de evolución normal del habla.

• El tartamudeo dificulta la expresión del niño. Dificulta la expresión de deseos, sentimientos, las relaciones sociales, la defensa de derechos e influye negativamente en su vida diaria.

• Ante las experiencias negativas para expresarse, el niño desarrolla conductas de esfuerzo y de evitación del habla. Las dificultades para hablar van generando ansiedad y sentimientos de frustración hacia la comunicación.

1. Concepto de tartamudez

La tartamudez es una patología del habla y la comunicación que suele aparecer entre los 2 años y medio y los 4 años de edad. Se caracteriza por interrupciones de la fluidez del habla que se dan con una frecuencia inusual.

Estas alteraciones pueden ser repeticiones de sonidos, palabras o frases, o prolongaciones y, en ocasiones, bloqueos, es decir interrupción de la emisión del habla, que suele ir acompañada de esfuerzo para poder decir la palabra, con la consiguiente frustración que el niño puede mostrar al no poder expresarse. Estas alteraciones iniciales no son voluntarias ni son conductas aprendidas, aunque el esfuerzo y la evitación del habla, que suelen aparecer posteriormente a lo largo de la evolución del problema, sí pueden ser aprendidas.

Otra característica de estas faltas de fluidez es que se presentan con una gran variabilidad individual, es decir, no aparecen en todas las ocasiones y suelen fluctuar en función de las situaciones, personas o temas donde el niño tiene mayor dificultad. De la misma forma, estas dificultades también pueden desaparecer al cabo de unos días o semanas o volver a surgir después. Factores como la presión comunicativa del contexto, la actitud del interlocutor, el tema de conversación o la emoción que el niño sienta mientras habla, pueden influir en su fluidez. Sin embargo, cuando el niño está tranquilo, habla despacio o con una cierta entonación, habla con sus juguetes, silabea o canta, el problema desaparece.

RECUERDA:

- Las alteraciones del habla pueden ser repeticiones o prolongaciones de sonidos, sílabas o palabras y bloqueos.
- No todos los niños presentan las mismas conductas ni en frecuencia ni en intensidad ni en todas las situaciones.
- Estas alteraciones no son voluntarias ni son conductas aprendidas.
- El tartamudeo dificulta la expresión al niño, que desarrolla conductas de esfuerzo y evitación del habla. Las experiencias negativas van generando ansiedad y sentimientos de frustración hacia la comunicación.
- Las reacciones de los padres juegan un papel fundamental en el mantenimiento y desarrollo de la fluidez en el niño, pero no son la causa del problema.
- Desaparece cuando el niño está tranquilo, habla con animales, con sus juguetes o con una cierta entonación.

Recuadro 1

Según el Manual de Diagnóstico Internacional de Trastornos Mentales (DSM-IV-TR) (APA, 2002), el diagnóstico de la tartamudez presenta una serie de criterios resumidos en el siguiente cuadro:

A) Alteración de la fluidez y de la organización temporal normales del habla inadecuadas para la edad del sujeto, caracterizada por ocurrencias frecuentes de una o más de los siguientes fenómenos: 1. Repeticiones de sonidos o sílabas 2. Prolongaciones de sonidos 3. Interjecciones 4. Palabras fragmentadas (por ejemplo, pausas dentro de una palabra) 5. Bloqueos audibles o silenciosos (pausas en el habla) 6. Circunloquios (sustituciones de palabras para evitar palabras problemáticas) 7. Palabras producidas con un exceso de tensión física 8. Repeticiones de palabras monosilábicas (por ejemplo, "yo-yo-yo le veo")
B) La alteración de la fluidez interfiere el rendimiento académico o laboral o la comunicación social.
C) Si hay un déficit sensorial o motor del habla, las deficiencias del habla son superiores a las habitualmente asociadas a estos problemas.

Recuadro 2: Criterios diagnósticos de tartamudez según el DSM-IV-TR (APA, 2002).

1.1. ¿Con qué frecuencia aparece?

La frecuencia con la que se presenta el problema en la población infantil (prevalencia) es alta en la edad preescolar. En general, el riesgo más alto se encuentra entre los 2 años y medio y 4 años. En el 50% de los niños aparece entre los 3 y los 4 años y luego disminuye a un 25% a los 5 y 6 años (Andrews y Harris, 1964; Inghram, 1984).

En cuanto a la población escolar, la prevalencia se cifra en un 1% de la población occidental (APA, 2002) y parece que es algo más alta en Europa que en Estados Unidos.

Por otro lado, el problema se presenta en una proporción mayor de niños que de niñas y, a medida que avanza la edad, la proporción aumenta en una relación de 3 a 1, ya que parece que la recuperación espontánea en niñas es mayor (Starkweather y cols., 1990).

RECUERDA:

- El tartamudeo se ha encontrado en el 1% de la población y en un 5% en la población escolar sin haber distinción en razas, niveles de inteligencia y tipos de personalidad.
- El problema no se presenta de la misma forma a todas las edades, tiene una clara tendencia a variar a lo largo de los años, disminuyendo con la edad, siendo en adultos menos frecuente que en los niños.
- Se suele presentar más en niños que en niñas.

Recuadro 3

1.2. Características de la tartamudez infantil

Cuando el niño empieza a repetir o a bloquearse por primera vez es frecuente que los padres muestren gran preocupación y acudan a la consulta porque su hijo "podría ser tartamudo":

> "Mi hijo empezó a hablar con normalidad, y hablaba muy fluido. Pero cuando tenía aproximadamente 2 años y medio empezamos a notar que repetía mucho las palabras, que a veces parecía cortar una palabra o incluso que hacía esfuerzos para hablar. Consultamos con el pediatra y nos comentó que se le pasaría. La gente a nuestro alrededor también nos decía que era pequeño, que no nos preocupáramos. Y efectivamente, así fue, de repente dejó de hacerlo. Al poco tiempo, con tres años, empezó el colegio y volvimos a notar que se atascaba de nuevo, pero esta vez con más intensidad que antes. La profesora del colegio también lo notó y nos lo comentó. Además, dejó de hablar tanto como antes, porque no le salía lo que quería decir. Nos empezamos a angustiar. Para ayudarle intentábamos que hablara, advirtiéndole que estuviera tranquilo, que fuera despacio y que respirara. Sin embargo, no nos hacía caso y parecía ir a más. Entonces decidimos acudir a un profesional que nos asesorara para saber si era normal o no y, sobre todo, qué podíamos hacer para ayudarle".

En el desarrollo infantil, es conocido que en el periodo de desarrollo normal del lenguaje algunos niños atraviesan una etapa, entre los 2 y 5 años, en la que parecen tartamudear. Se observa que repiten sílabas o palabras, o vacilan, o vuelven a empezar la frase. Estas alteraciones no suelen aparecer durante todo el tiempo en que el niño habla, sino que varían e incluso pueden prolongarse durante varios meses y después disminuir y finalmente desaparecer. En estas edades es frecuente que los niños no tengan una fluidez total en todos los momentos, hasta que son capaces de coordinar todos los elementos necesarios para organizar su expresión. En este periodo, además de desarrollar estas habilidades lingüísticas, deben adquirir el control motor para producir el flujo suave y fácil de las palabras. Paralelamente, debe desarrollar su madurez socioemocional para usar el lenguaje en el mundo social (Starkweather, 1990; Fernández-Zúñiga, 2005).

Sin embargo, en un porcentaje pequeño de niños, si las disfluencias presentan unas características atípicas y si se prolongan en el tiempo, puede empezar a hablarse de tartamudeo (Wingate, 1976). Entre otras características, las más importantes son que el niño repita más de 3 o 4 veces un sonido, sílaba o palabra; que realice esfuerzos evidentes para decir la palabra que no le sale; que evite o tema hablar, y que existan movimientos asociados al habla en la cara o el cuerpo o que se muestre preocupado por su forma de hablar. Estas serían las señales más importantes en el niño. También existen otras, como la preocupación de los padres sobre la forma de hablar del niño o el temor o ansiedad asociada al habla en los padres. Si se dan estas características, podríamos hablar de tartamudez temprana y sería necesario realizar una evaluación exhaustiva.

DISFLUENCIAS CONSIDERADAS ANORMALES
Repeticiones de sonido: "P-p-p-p-p-papá".
Repeticiones de sílaba: "pa-pa-pa-papá".
Más de dos repeticiones de palabras cortas: "pues...pues...pues...pues quiero eso".
Alargamiento de sonidos con una duración de varios segundos: "Teeeeeeengo haaambre".
Bloqueos o interrupción del flujo del aire.
Silencios tensos entre las palabras: ¿Quieres (silencio mientras mantiene la boca abierta)... jugar conmigo?
Palabras partidas: "como pa...tatas".
Tensión mientras se habla, esfuerzos para emitir palabras.
Movimientos asociados al habla en la cara o el cuerpo, de esfuerzo y tensión: cerrar los ojos, hacer muecas, mover el cuello o las manos, para ayudarse mientras está bloqueado.
Velocidad rápida del habla. Cambio de volumen o de tono.
La frecuencia de esas dificultades es de más de un 10%.
Expresión de preocupación del niño o de los padres por la forma de habla.
Temor o ansiedad asociada al habla por parte del niño o de los padres.
Evitación de hablar.

Recuadro 4. Disfluencias consideradas anormales

En cuanto a otras características del problema, en distintos estudios se ha encontrado que los niños que tartamudean tienen una historia de desarrollo dentro de la normalidad, excepto en el habla y en el lenguaje (Bloodstein, 1995). Parece que los niños que tartamudean tienden a hablar más tarde y son frecuentes los problemas de pronunciación. También en las niñas las faltas de fluidez aparecen significativamente antes que en los niños (aunque también remite antes que en los niños), lo que parece estar relacionado con un desarrollo lingüístico más temprano (Yairi, 1997).

Por otro lado, también se sabe que el problema presenta una alta incidencia familiar. Este dato se ha tomado como indicativo del papel que la herencia biológica familiar puede jugar en la causa del tartamudeo. Asimismo, hay evidencia de que aparece con mayor frecuencia en niños que en niñas (con una proporción de 3:1), siendo este porcentaje mayor a medida que aumenta la edad, lo cual parece que puede estar relacionado con un desarrollo del habla y lenguaje más temprano (Yairi, 1997).

Como ya vimos en la definición, otra de las características de esta problemática es la gran variabilidad de las disfluencias, de forma que se presentan "épocas malas" y "épocas buenas", en las que remite. O, incluso, el niño puede mostrar una gran dificultad para hablar en unas situaciones, pudiendo hablar de manera fluida en otras.

Sabemos que distintos factores ambientales y de estrés, como la presión comunicativa del contexto, la actitud del interlocutor, el tema de conversación o la emoción que sienta el niño mientras habla, pueden influir en su fluidez (Bloodstein, 1995; Salgado, 2005; Guitar, 2006). Igualmente, aquellos factores que supongan para el niño un estrés pueden afectar a su forma de hablar: desde tener que competir dentro de la familia por el turno de habla, rivalizar entre los hermanos, hasta una exigencia excesiva de los padres hacia el habla o el comportamiento.

Por último, hay que resaltar una alta tasa de remisión espontánea en estas dificultades. Es decir, existe evidencia de que entre los 18 meses y los 2 años posteriores a su inicio, suele desaparecer sin intervención profesional. Diferentes estudios indican que entre el 23 y el 80% de los casos remite sin tratamiento (Starkweather y cols., 1990; Yairi y Ambrose, 1992; Bloodstein, 1995; Yairi, 2005). Con base en estos datos, existe una tendencia muy extendida entre los profesionales de nuestro país a recomendar a los padres no preocuparse por el problema y esperar a que desaparezca. Sin embargo, cuando el trastorno persiste en el niño después de transcurrido un año desde su inicio, el riesgo para que se instaure y se mantenga es mayor (Yairi, 2005). Por tanto, es imprescindible comprender los factores que facilitan su aparición y mantenimiento del problema en los primeros años para poder determinar si el niño precisa o no de tratamiento y realizar una labor preventiva antes de que el problema se cronifique.

CARACTERÍSTICAS DE LA TARTAMUDEZ TEMPRANA
Tipos de disfluencias: disfluencias anormales (repeticiones de elementos cortos o palabras, bloqueos, particiones de palabras, prolongaciones, movimientos asociados...)
Variabilidad de la dificultad.
Comienzo entre los 2 años y medio y 5 años.
Dificultades en alguna o algunas habilidades lingüísticas tempranas.
Alta tasa de remisión espontánea.
Influencia clara de factores emocionales y de estrés.
Mayor incidencia en niños que en niñas. En niñas es menos duradero.

Recuadro 5: Características de la tartamudez temprana

1.3. Origen de la tartamudez

Esta es una de las preguntas que hacen habitualmente los padres a los especialistas. Lamentablemente no podemos dar una respuesta clara, ya que la causa última del tartamudeo aún es desconocida. Multitud de investigaciones desde la medicina, la psiquiatría, la psicología o la logopedia han intentado aclarar la causa del trastorno y, aunque se ha producido un gran avance en su conocimiento, quizá se sabe más acerca de lo que no origina el problema que de lo que lo produce.

Actualmente la información existente evidencia que el trastorno es complejo y que es el resultado de la implicación de diferentes factores fisiológicos, genéticos y ambientales como la cognición, la emoción, el lenguaje y las habilidades motoras del niño.

Los avances en las técnicas de imagen cerebral y de los estudios genéticos han proporcionado datos que indican una predisposición neurológica a padecer el trastorno y que pudiera ser trasmitida genéticamente. Las investigaciones indican que existen diferencias neuropsicológicas y neuromusculares en las personas que tartamudean.

Se han estudiado los aspectos fisiológicos relacionados con la planificación y coordinación del habla, planteándose que pueden incidir en una escasa coordinación de los órganos fonoarticuladores (labios, lengua, cuerdas vocales, etc.), que provocarían una asincronía en los movimientos rápidos que se requieren para hablar. Se cree que estos elementos, de forma aislada o en combinación con otros factores ambientales, pueden favorecer la aparición del trastorno. Esta explicación tiene su base en el efecto que se produce de disminución del tartamudeo cuando la persona susurra o cuando mueve sólo los labios al hablar, siendo la reducción del tartamudeo todavía mayor si no se emiten sonidos (Riley y Riley, 1999).

Asimismo se ha planteado la influencia de un temperamento sensible e inhibido para presentar problemas de fluidez. La relación se establece por la posible limitación en la capacidad de adaptación del niño ante situaciones o personas nuevas, en las que reacciona con signos de estrés y tensión muscular, lo cual incide en la aparición de respuestas emocionales como el retraimiento y la evitación (Bloodstein, 1995; Guitar, 2006).

En épocas pasadas se atribuyó a los padres la causa de la tartamudez de sus hijos; ya fuera por las escasas habilidades o por la alta exigencia hacia el niño (Johnson, 1959). Actualmente son teorías que no se sustentan y los clínicos especialistas en la investigación no apoyan esta perspectiva. Por otro lado, es importante que los padres sepan que no son culpables del tartamudeo de su hijo (Guitar, 2006).

Igualmente, se ha descartado que la causa del problema sea psicológica y multitud de estudios lo reflejan (Bloodstein, 1995).

Otros datos de estudios

- Genéticos

Los datos de la investigación indican que la tartamudez es tres veces más común en familias de tartamudos que en las de no tartamudos, y se presenta de cinco a diez veces más en hombres que en mujeres. Asimismo, se ha encontrado en un 90% en parejas de gemelos monocigóticos frente a un 25% en los dicigóticos. La incidencia de tartamudear entre parientes de tartamudos es de un 14%. Si son mujeres las que tartamudean, los familiares tienen mayor riesgo que si son hombres tartamudos (Felsenfeld *et al.*, 2000).

Dada la alta incidencia familiar y mayor proporción de varones se ha relacionado el tartamudeo con factores genéticos. Sin embargo, no parece que sea una patología hereditaria, sino más bien una predisposición a adquirir la tartamudez, la cual se transmite genéticamente (Van Riper, 1982; Kidd, 1984; Bloodstein, 1995; Curlee y Siegel, 1997; Felsenfeld *et al.*, 2000).

- Psicosociales

Los factores psicosociales hacen referencia a la actitud negativa de los padres o del interlocutor en la comunicación como factor determinante en el mantenimiento y afianzamiento del tartamudeo (Curlee y Siegel, 1997; Fernández-Zúñiga, 2005; Guitar, 2006). El proceso se basa en el aprendizaje del habla disfluente, que pueda estar causada por asociación de estímulos ambientales (personas, lugares, gestos de desaprobación, etc.) con estímulos físicos (tensión local, presión en el pecho, etc.) produciendo esta relación la respuesta de bloqueo. Así, las situaciones, personas o palabras se convierten en circunstancias que provocan tensión en el niño y el consiguiente tartamudeo. Con el mismo proceso de asociación de estímulos (condicionamiento clásico), la tensión que el niño experimenta en una situación determinada se suele extender a otros contextos diferentes y poco a poco el tartamudeo se va haciendo más estable y generalizado en multitud de situaciones (Onslow y Packman, 1999).

Dentro de un esquema similar también se ha planteado como factor de estrés para el niño un alto nivel de exigencia en los padres, tanto hacia el habla como hacia su conducta. Igualmente, situaciones conflictivas o de estrés que pueda vivir el niño pueden ser variables negativas que pueden afectarle y desencadenar una dificultad de fluidez o afianzar un tartamudeo ya iniciado.

• Lingüísticos

En la bibliografía aparece ampliamente reflejada la relación entre la tartamudez y el retraso del lenguaje. Se han encontrado porcentajes altos (del 10% al 36%) de niños con dificultades en el procesamiento del lenguaje en diferentes estudios de niños tartamudos (Fernández-Zúñiga, 1994; Rodríguez Morejón, 2003; Salgado, 2005).

En la investigación y en la clínica se refleja cómo el tartamudeo aumenta en tareas de lenguaje distinto grado de dificultad y en función de la cantidad de recursos lingüísticos requeridos. Generalmente, al niño le resulta más fácil denominar que producir emisiones de dos, tres o varias palabras. Igualmente, la organización de la expresión, sin la intervención del interlocutor, tipo monólogo, supone menor esfuerzo al hablar y aparecerán menos disfluencias que en una conversación en la que el niño tiene que prestar atención a la información de otra persona y ajustarse a ella (Wingate, 1988; Bloodstein, 1995; Bernstein Ratner, 1997).

En resumen, parece que existen datos que señalan que los tartamudos, como grupo, difieren de los no tartamudos en aspectos fisiológicos, cognitivos, motores y lingüísticos. Diferentes estudios indican que la tartamudez es una alteración compleja en la que es posible que existan diferentes subgrupos del trastorno con distintas etiologías (Yairi y Ambrose, 2005).

Sin embargo, aunque no se conozca el origen del trastorno, la investigación nos indica diferentes factores que es necesario modificar o implementar para lograr que el niño se exprese de una forma fluida.

RECUERDA:

• La tartamudez NO es síntoma de un problema emocional o de un trastorno psicológico. Se sabe que la causa NO está relacionada con una dificultad intelectual.

• Los padres NO son los causantes del tartamudeo del niño.

Recuadro 6

1.4. Evolución del problema

En los niños pequeños, los problemas de fluidez se van modificando con el paso del tiempo, como también la percepción que el niño tiene de sus dificultades y las consecuencias que tiene en su ambiente.

En los preescolares, los errores más frecuentes suelen ser las repeticiones, la prolongación de sílabas y pausas, mientras que los bloqueos y las manifestaciones de esfuerzo son más leves y no suelen mantenerse. Sin embargo, a medida que el niño se hace mayor, suelen aparecer en el habla otras conductas asociadas, como tensión muscular, movimientos en la cara o cuerpo y una frecuencia más alta de bloqueos. Además, la dificultad tiende a hacerse más persistente y frecuente, extendiéndose a la mayoría de situaciones.

Por otro lado, el niño, al adquirir una mayor capacidad cognitiva, se va dando cuenta de sus dificultades, siendo en los años escolares cuando empieza a aparecer conciencia del problema. A partir de los 6 o 7 años el niño suele ser consciente de su dificultad, aunque no es hasta los 8 años aproximadamente cuando se puede plantear reflexivamente su tartamudeo, fijarse en cómo y cuándo se produce. Desde este momento, puede empezar a pensar anticipadamente y de forma negativa sobre su forma de hablar, con la consiguiente preocupación por el habla (Bloodstein, 1995).

Para afrontar esta dificultad puede intentar evitar situaciones comunicativas por miedo a tartamudear. Hay que tener en cuenta que, al evitar estos momentos que generan temor, el niño puede ir trasladando su temor a hablar ante circunstancias, temas, personas o determinadas palabras o sonidos. Por otra parte, al ser consciente de sus dificultades y de los efectos en los demás, puede sentir vergüenza y malestar por su falta de fluidez. Todo ello incidirá negativamente en su expresión al aparecer inseguridad y ansiedad cuando quiera hablar.

Así, con el paso del tiempo, la alteración se va estableciendo, haciéndose más persistente y difícil de recuperar (Van Riper, 1982), existiendo una tendencia clara en los niños que tartamudean a aumentar la frecuencia y la intensidad de sus dificultades a medida que van siendo más mayores (Van Riper, 1982; Bloodstein, 1995).

RECUERDA:

• La detección e intervención temprana es fundamental para prevenir el tartamudeo en el niño y el adulto.

• Se debe referir al niño a un especialista en trastornos de lenguaje para que evalúe y diagnostique el problema.

Recuadro 7

2. Evaluación de la tartamudez

Cuando observamos a un niño pequeño que tartamudea uno se puede preguntar si hay que tomar en cuenta sus dificultades o si se puede esperar. La respuesta es clara, debemos valorar al niño cuando se observen problemas de fluidez y cuando sus faltas de fluidez le ocasionen problemas para comunicarse y preocupación en los padres.

Partimos de la base de que es mejor realizar una evaluación que dejar pasar el tiempo para ver si el problema desaparece, ya que se corre el riesgo de que la alteración empeore. Cuando se atiende a un niño con tartamudez en la clínica, también es necesario valorar si va a necesitar tratamiento o no (Fernández-Zúñiga y Caja, 2008). Por tanto, se recomienda evaluar en los siguientes casos:

• Cuando los padres o profesores se muestren preocupados por el habla del niño, ya que la actitud que ellos tengan ante el problema sabemos que es un factor que puede contribuir a mantener o agravar la dificultad.

• En el caso de que en el niño se observen múltiples repeticiones, esfuerzo o tensión con bloqueos al hablar.

• Si el niño evita situaciones de comunicación por temor a atascarse o cuando aparece ansiedad.

• Cuando el niño es blanco de burlas por sus dificultades.

• En el caso en el que el niño presente diferencias en su comportamiento o en la comunicación, mostrándose más callado, recaído, triste o agresivo.

• Cuando el niño se queja de no poder controlar sus atascos y hablar fluido.

2.1. ¿Qué significa evaluar al niño con tartamudez?

Evaluar al niño significa que vamos a observar su forma de hablar para saber en qué medida es problemática. Para ello necesitamos observar los errores de fluidez, describirlos y analizarlos (bloqueos, repeticiones, prolongaciones, etc.). Además necesitamos atender a otras conductas relacionadas que acompañan al lenguaje y al habla y que influyen en el tartamudeo como las que exponemos a continuación:

• Nivel motor

Por un lado, observar los procesos orales y la coordinación motora para comprobar su funcionamiento (Riley y Riley, 1999). Observar si el habla es excesivamente rápida o si hay problemas de pronunciación o de articulación.

En el caso de que se detecten dificultades significativas en el control motor a nivel local o general, recomendamos realizar una evaluación psicomotora para descartar problemas motores generales que puedan darse en paralelo al tartamudeo.

• Nivel lingüístico

Se evalúa el desarrollo de los distintos componentes del lenguaje (fonético-fonológico, semántico, sintáctico y pragmático) y se comprueba si existen dificultades de pronunciación, organización de la sintaxis, etc.

Ya se vio antes que los niños con retraso de lenguaje pueden tener más problemas de fluidez que los niños con un desarrollo adecuado a su edad. La falta de recursos para utilizar el lenguaje puede influir en la aparición de faltas de fluidez, por un vocabulario reducido, problemas de evocación léxica, habilidades de categorización limitadas o dificultades de estructuración del discurso (Van Riper, 1982; Starkweaather y cols., 1990; Bloodstein, 1995; Berstein Ratner, 1997).

• Aspectos ambientales

Sabemos que el ambiente influye significativamente en el desarrollo emocional, afectivo y social del niño. Así, el niño aprende a utilizar el lenguaje en la relación con otras personas manejando las reglas conversacionales y los turnos de habla en una conversación. Cuando un niño muestra unas buenas habilidades para relacionarse socialmente, el mantenimiento de la fluidez se puede facilitar. Por el contrario, si aparecen dificultades para interactuar con los demás, hay inhibición y hablar supone un estrés para el niño, la probabilidad de errores en el habla aumentará.

Por ello, debemos atender a signos de dificultad social junto al tartamudeo como el evitar relacionarse, una escasa habilidad de escucha y problemas para iniciar la conversación o mantener temas (Rustin y Khur, 1996). Además, sabemos que las dificultades sociales se manifiestan también con un lenguaje no verbal inadecuado como no mirar al interlocutor, tensión, frustración o ansiedad, que son reacciones emocionales frecuentes que acompañan a la dificultad para hablar.

• Contexto comunicativo

Por último, en el contexto de comunicación, hacemos referencia a aspectos como las reacciones de los padres u otras personas que se relacionan con el niño disfluente; actitudes ante las dificultades o demandas inadecuadas en relación a la capacidad del niño pueden afectar negativamente a su fluidez y ocasionar sentimientos negativos hacia tales situaciones. A su vez, estos aspectos pueden contribuir a la aparición de alteraciones en una fluidez que aún no está adquirida.

Todos estos datos nos facilitarán hacer un programa de intervención ajustado a su caso y sus dificultades concretas. Esto quiere decir que se deberá implicar a todos aquellos que puedan proporcionar ayuda para que el niño mejore, como la familia, sus profesores, el entorno escolar.

RECUERDA:

Para valorar la tartamudez debemos:
• Evaluar las características del habla del niño.

Pero además debemos valorar otros aspectos:
• A nivel motor, la adecuada coordinación de los órganos fonoarticulatorios.
• A nivel lingüístico, el desarrollo de todas las dimensiones del lenguaje (fonético- fonológico, morfosintáctico, léxico...).
• Aspectos ambientales que influyan en el desarrollo emocional, afectivo y social.
• Contexto comunicativo o situaciones de comunicación en las que el niño se desenvuelve.

Recuadro 8

2.2. Objetivos generales de la evaluación

Como en cualquier evaluación, hay que fijar una serie de objetivos:

1. Descartar problemas del desarrollo general del niño (dificultades lingüísticas, motoras), así como otros problemas psicológicos paralelos a las dificultades del habla (problemas de ansiedad, déficit de habilidad social) (Ham, 1990; Bloodstein, 1995). Asimismo, hay que conocer el nivel de desarrollo o la capacidad intelectual del niño.
2. Describir de forma detallada los problemas de fluidez:
   a) Especificar situaciones donde el tartamudo tiene mayor o menor dificultad construyendo una jerarquía que permita valorar los grados de dificultad y programar objetivos en la intervención.
   b) Evaluación de la expresión del tartamudo.
   c) Evaluar la comunicación o relación con los padres, la familia, el colegio, etc. A los padres se les dedica un apartado específico, ya que son una parte importante en el desarrollo y mantenimiento del problema.
3. Consecuencias del tartamudeo en el niño; emociones, pensamientos negativos sobre su forma de hablar, ansiedad, evitar expresarse.
4. Estimar la gravedad del trastorno, en función del tipo de disfluencias, frecuencia, duración de las conductas asociadas al tartamudeo (ver recuadro 12). También se tienen en cuenta el tiempo que la persona lleva tartamudeando y las mejorías habidas. En los padres, se valoran sus habilidades y la colaboración

que presten en la terapia. Todo ello permitirá establecer un pronóstico del caso (Rustin y cols., 1996).

5. Concluir con un diagnóstico que sea útil para fijar objetivos de tratamiento en cada caso. Hay que subrayar que esta conclusión marca el principio de la terapia, pero la evaluación es un proceso continuo a lo largo de las distintas fases de la intervención.

2.3. Pasos e instrumentos (preescolares y escolares)

La evaluación de preescolares y escolares es similar, aunque difieren en la forma de abordar el problema. Recordemos que la edad de los escolares permite abordar directamente el tema de la tartamudez (siempre que el niño sea consciente de su problemática). Mientras que el niño de educación infantil, por su desarrollo cognitivo, no es consciente del problema, no es capaz de expresar estados emocionales y cognitivos internos. En ambos casos es necesario contar con la colaboración de los padres. Los pasos a seguir son:

1. Recogida de información: con los padres, sin olvidar la del colegio y otros profesionales que traten con el niño.
2. Evaluación del niño: desarrollo o capacidad cognitiva, desarrollo del lenguaje, entrevista con los niños mayores y relación con sus padres/terapeuta, etc.
3. Concluir con un diagnóstico: a partir de todos los datos obtenidos se analizan, sopesan y se elabora un diagnóstico y un pronóstico de la problemática del niño.
4. Devolución de la información a los padres: las conclusiones y el diagnóstico, pronóstico de cómo va a ser el tratamiento, se les comunica a los padres y al propio niño cuando ya tiene edad para comprenderlo.
5. Propuesta de tratamiento: siempre debe constar de objetivos para al niño, los padres, el colegio y orientaciones específicas al profesor.

Entrevista con los padres

La entrevista con los padres supone recoger información relevante del niño, su historia personal y escolar y su ambiente, pero también ofrece a los padres la posibilidad de expresar sus preocupaciones, disminuir su nivel de ansiedad (que suele ser alto) y poder recibir las primeras orientaciones profesionales.

En esta entrevista se recogen distintos datos evolutivos del niño y se específica el problema. Igualmente se registra la frecuencia con que aparece el tartamudeo, el tipo de alteraciones, las situaciones en las que ocurre con mayor y menor frecuencia o intensidad, variabilidad, tiempo transcurrido desde su inicio, consecuencias de su problema a nivel personal, social y emocional, reacciones ante las disfluencias de su entorno, si ha existido alguna otra intervención y su resultado, etc. Asimismo, también se detallan aspectos familiares, antecedentes médicos relevantes, pautas de conducta y disciplina, relaciones entre hermanos, organización familiar y rutinas diarias, tiempo y tipo de relación que los padres tienen con sus hijos, etc. También es importante preguntar por la existencia de antecedentes familiares de problemas de lenguaje y, especialmente, de tartamudez (Bloodstein, 1995; Curlee y Siegel, 1997; Felsenfed *et al.*, 2000).

Además de esta recogida de información, pueden darse a los padres otros registros y cuestionarios que especifiquen otros datos:

- Valoración de la dificultad del tartamudeo, grado de preocupación de los padres.
- Registros de fluidez, en el que los padres anotarán por separado el tipo de habla que observan en el niño dependiendo de distintas situaciones y/o interlocutores.
- Cuestionarios de actitudes y sentimientos sobre las disfluencias del niño.

Datos para recoger en la entrevista con los padres:

- Desarrollo general y lingüístico. Pautas evolutivas.
- Tipo de alteraciones en el habla.
- Conductas asociadas al habla, tensión, movimientos asociados.
- Tendencia del problema a aumentar o a disminuir en determinadas situaciones.
- La reacción de los padres, actitudes hacia las faltas de fluidez.
- Dinámica y relaciones familiares. Organización diaria.
- Pautas educativas y aplicación de la disciplina en casa.
- Antecedentes familiares de problemas de lenguaje y tartamudez.
- Historia escolar.
- Aspectos sociales-emocionales.

Recuadro 9. Datos para la entrevista con los padres.

Cuestionarios para el colegio

Además de la información que aportan los padres, es conveniente conocer cómo aparecen las disfluencias del niño en otros entornos, como el del colegio. Así, podemos contactar con su profesor y pedirle información sobre el habla, la conducta y las actitudes del niño en el aula. Se le envía un cuestionario en el que puede responder a las preguntas sobre sus observaciones en el aula, sobre las reacciones que muestran los compañeros cuando aparecen las disfluencias, y sobre otros aspectos importantes, como la adaptación escolar y social al entorno escolar del niño.

Después de este primer acercamiento, es importante volver a contactar con el profesor e informarle de los resultados. Hay que tener en cuenta que el profesor puede ser un buen aliado en la terapia con el niño y debemos asegurarnos de trasmitirle dónde se encuentran las dificultades y buscar su colaboración como la mejor forma de ayudarle.

Entrevista con el niño

Como hemos dicho anteriormente, a partir de los 6 o 7 años, cuando su capacidad cognitiva lo permite, se puede realizar una entrevista con el niño adecuando el nivel de vocabulario y los términos que se utilizan para hablar de sus dificultades. En esta entrevista queremos obtener información sobre:

- Cómo se comunica el niño, cómo se siente y cómo valora su problema: qué le pasa, si se siente nervioso o con ansiedad, si antes de hablar piensa que se va a bloquear.
- Sus relaciones familiares, el colegio, los amigos y la interacción social y sus gustos e intereses.
- Situaciones o personas con las que tiene mayor o menor dificultad para hablar y si utiliza recursos para hablar mejor.
- Conocer sus deseos con respecto al tratamiento ayuda a ajustar las expectativas que el niño tenga.

Recuerda preguntar al niño en la entrevista sobre:

- Tipo de dificultades, errores que comete.
- Tensión o ansiedad al hablar.
- Anticipación negativa a situaciones de comunicación. Si evita hablar.
- A qué atribuye sus dificultades, atascos.
- Recursos que utiliza para evitar atascarse.
- Relaciones familiares. Relación con los hermanos.
- Intereses. Tiempo libre.
- Colegio. Rendimiento. Relación social.
- Qué espera del tratamiento.

Recuadro 10

Observación del niño

Para observar el habla del niño se realizan unas actividades en las que se muestre espontáneo, y para ello se utiliza una sesión de juego. En ella observamos cómo se relaciona y el tipo de dificultades en el habla. Esta sesión se graba en video para poder observar después de forma más específica las dificultades en la expresión y las conductas asociadas.

- Con niños pequeños se pueden explicar cuentos para que luego respondan a preguntas, hacer que hablen con los juguetes y, por último, se graba el niño con el padre y/o la madre en una situación también de juego, en la que se anotarán no sólo los tipos de errores del niño, sino también el tipo de interacción de los padres con el niño.
- Con niños mayores se realizan actividades de habla automática (decir los días de la semana, contar, etc.), repetición de frases, describir dibujos, lectura de un texto corto y fácil, monólogo (contar un cuento o una película), responder a preguntas directas, conversación con el terapeuta (con 10 minutos suele ser suficiente).

Para comprobar la capacidad del niño para disminuir sus disfluencias se le pide que utilice un patrón de habla lenta y alargada y se observa el resultado.

Igual que con los pequeños, se graba la interacción con la madre y/o el padre en una actividad de juego que realicen ambos en casa (Rustin y cols., 1996; Fernández- Zuñiga, 2005) (Ver recuadro 14).

Análisis de las muestras

Se transcriben las grabaciones de las situaciones anteriores y se realiza un análisis de las muestras de habla, que se detalla a continuación.

La medición de los errores del habla del niño son especialmente útiles para el terapeuta, porque mejoran sus habilidades de escucha y de identificación de errores y le ayudan a conocer en profundidad la problemática del niño.

Para que la muestra de habla sea más fiable, se deben transcribir 300 palabras. Si no se dispone de tanto tiempo, se puede realizar con 100 palabras. De la muestra, se describen los errores y también se debe anotar si existen o no movimientos asociados, de qué tipo y sí existe tensión o esfuerzo y evitación para hablar (Rustin y cols., 1996). Con estos datos, se calcula el porcentaje de disfluencias según la fórmula: nº de disfluencias/ 100 palabras = % errores en la muestra (Ver recuadro 11).

MEDIDA OBJETIVA

• Cuantitativa:

a) Contabilizar en 100 palabras el número de errores:

N° de ERRORES / 100 palabras = % de errores.

b) Contabilizar el número de palabras tartamudeadas en un minuto (en cien palabras emitidas).

• Cualitativa: contabilizar número y tipos de errores

- Repeticiones de sonidos /silabas/ palabras / frases........ Número........
- Bloqueos.............Duración.........seg.
- Prolongación de sonidos......Duración.........seg.
- Partir palabras

Recuadro 11. Resumen de análisis de la fluidez (Rustin y cols., 1996)

Conviene saber que todos los errores no se consideran igualmente graves. La gravedad está en relación con una mayor intensidad, frecuencia y duración (por ejemplo, relizar movimientos asociados frecuentemente o bloqueos de larga duración, más de 5 segundos; mostrar prolongación de sonidos, repetición de sílabas y sonidos con menor frecuencia, es decir, repetir o prolongar sonidos entre tres o cuatro veces en la frase, puede ser de menor gravedad). De la misma forma, la duración de los errores también influye (siendo más grave cuanto más dure el bloqueo: máximo 10 segundos o más, seguido de 8-9 hasta un segundo). La duración está relacionada con una mayor o menor dificultad para salir del bloqueo y continuar con el habla. Sin embargo, las repeticiones de frases y palabras son de menor importancia y suelen ser habituales en el habla normal de los niños.

Con el porcentaje de errores totales y con las conductas asociadas se obtiene la gravedad del problema:

GUIA DE EVALUACIÓN DE GRAVEDAD DE LA TARTAMUDEZ (Wingate, 1976)			
Gravedad	**Frecuencia (por palabras habladas)**	**Esfuerzo**	**Rasgos secundarios**
Muy ligera-ligera	1/100 (1%) 1/50 (2%)	Ninguna tensión aparente. Tensión perceptible pero con bloqueos superados fácilmente.	Ninguno.
Moderada	1/15 (7%)	Clara indicación de tensión o esfuerzo, de unos 2" de duración.	Mínimos (ojos abiertos, parpadeos, movimientos de la musculatura facial)
Grave	1/7 (15%)	Clara indicación de tensión o esfuerzo, de unos 2-4" de duración.	Movimientos perceptibles de la musculatura facial.
Muy grave	1/4 (25%)	Esfuerzo considerable, de 5" o más de duración, intentos repetidos y consistentes.	Actividad muscular enérgica, facial u otra cualquiera.

Recuadro 12. Guía de Gravedad de la tartamudez (Wingate, 1977)

También es conveniente obtener una valoración de los padres, del grado de severidad y preocupación que tienen sobre el tartamudeo de su hijo:

Valoración del Grado de Severidad del tartamudeo (para los padres)

• ¿Dónde situaría la dificultad de su hijo? En una escala del 0 al 10 (0 es habla normal y 10 es un tartamudeo muy severo).

• ¿Cuál es el grado de preocupación actual? En una escala del 0 al 10 (0 es ninguna preocupación y 10 es una preocupación extrema).

Recuadro 13

Con la medida objetiva (porcentaje), establecemos un punto de partida o línea base del nivel de dificultad del niño al comenzar el tratamiento. Este dato se puede comparar posteriormente con otros momentos de la intervención para ver la evolución.

No obstante, como ya comentamos antes, además de esta valoración objetiva, necesitamos considerar también otros aspectos asociados como la tensión muscular, las conductas de evitación, la aparición de pensamientos y/o sentimientos negativos en relación al habla y a situaciones de comunicación, el nivel de ansiedad y la repercusión de estos aspectos en el desarrollo integral del niño (social, académico, familiar).

Observación de la interacción padres-niño (preescolares y escolares)

En la evaluación es importante observar la interacción entre el niño y su padre/madre para después analizarla teniendo en cuenta la siguiente guía (Fernández-Zúñiga, 2005):

Conducta verbal (del padre/madre)	Observaciones
Velocidad del habla	
Complejidad sintáctica y semántica	
Preguntas directas	
Número de iniciativas	
Mantiene los turnos de habla	
Interrupciones	
Correcciones	

Conducta no verbal	
Escucha al niño	
Comparte el centro de atención con el niño	
Actitud ante disfluencias	
Da tiempo para responder y hace pausas	
Directividad en el juego	
Refuerza la conducta del niño	

Recuadro 14. Perfil de Interacción Padre-hijo. Análisis del video.

Conclusiones y diagnóstico

a) En preescolares

Una vez recogidos todos los datos, se valoran y se determina el tipo de intervención que el niño requiere. Para ello, se consultan los diferentes síntomas de riesgo que el niño disfluente presenta (uno o varios):

SÍNTOMAS DE RIESGO
• En relación a la fluidez: - Si el número de repeticiones es elevado (más de tres repeticiones). - Si los elementos repetidos son cortos. - Si aparecen repeticiones de partes de palabras con ritmo irregular o tensión.
• En relación a aspectos físicos: - Signos de tensión general (tensión muscular). - Tensión facial. - Interrupción de la salida del aire junto a las repeticiones. - Bloqueos o interrupción de la salida del aire al hablar.
• Signos emocionales: - Se observan síntomas de evitación del habla en el niño. - Ansiedad, síntomas somáticos. - Preocupación por su forma de hablar.
• En los padres: - Los padres muestran preocupación y ansiedad por las dificultades del niño. - Alto nivel de exigencia.
• En relación al ambiente: - Existencia de conflictos familiares, cambios en las rutinas, presión de tiempo y exigencia hacia la conducta del niño.

Recuadro 15: Síntomas de riesgo

Se puede estimar que cuantos más síntomas se presenten en el niño mayor riesgo existirá de que el problema de fluidez se mantenga en el futuro (Van Riper, 1982; Ham, 1990).

Si aparecen signos cognitivos de preocupación en el niño por su forma de hablar, atribución o ideas irracionales sobre su problema, o anticipaciones negativas en situaciones de comunicación, los aspectos cognitivos se consideran también objetivo de intervención.

Asimismo, a nivel socioemocional, hay que considerar qué aspectos de la vida del niño pueden estar generando mayor tensión (nacimiento de un hermano, cambio de casa, separación de los padres, etc.) para incorporarlos al programa de tratamiento.

CASO: Roberto, 4 años. 2° de Educación Infantil

Los padres de Roberto consultan por las dificultades de fluidez que presenta su hijo desde hace un año y medio. El niño es el pequeño de la familia y comenzó a tartamudear a los 3 años, cuando se trasladaron a vivir a otra ciudad. Hace un año consultaron al pediatra, que les recomendó esperar y no prestar atención al hablar. En los meses siguientes, el problema remitió, pero desde hace seis meses, han aumentado de nuevo las disfluencias. El padre presenta un nivel de preocupación alto, no sabe qué hacer y teme que los niños del colegio se empiecen a reír de él. La madre está menos preocupada aunque observa que el niño tiene bastantes problemas para hablar: repite sílabas, sonidos y palabras al comienzo de la oración, lo cual hace que tengan que esperar hasta que inicia la frase. En casa, cuando lo oyen hablar así, el padre se agobia y deja lo que esté haciendo para atenderle. Piensa que su problema le hace más débil frente a los demás y por ello cree que recibe más atención que su hermana mayor. A ambos padres les gustaría ayudarle pero no saben cómo. Ha tenido un desarrollo normal y sano. En la familia un tío del niño presentó problemas de fluidez y los mantiene.

EVALUACIÓN: En la evaluación se observó que Roberto era inhibido y muy dependiente de su padre. Además trataba de reclamar constantemente la atención de los demás, y aparecían pequeños problemas de comportamiento. En la interacción, el padre y la madre hablan rápido y hacen muchas preguntas. En el padre se observó un aumento de la tensión e intranquilidad cuando al niño le costaba empezar. Los problemas de fluidez se centraban fundamentalmente al comienzo de la emisión en repetición de sílaba inicial y de fono. También repetía palabras y frases. No se observaron bloqueos ni prolongaciones. Asimismo, presentaba vacilaciones y emisiones ininteligibles por dificultades de pronunciación. El porcentaje de disfluencias en la muestra era de un 20% de errores poco habituales para la edad.

Devolución de la información a los padres (y al niño). Pronóstico.

Los resultados de la evaluación se devuelven a los padres y al niño por separado, estableciendo los pasos y objetivos de la intervención que se propone. Como ya hemos dicho, la información al niño debe estar ajustada a su nivel de compresión según su edad y desarrollo cognitivo.

A todo esto, se añadirá una estimación del pronóstico aproximado de la evolución que se espera del caso.

FACTORES QUE INDICAN BUEN PRONÓSTICO DE RECUPERACIÓN:

- Haber iniciado el problema hace menos de 12 meses.
- Las niñas tienen más facilidad para recuperar el habla fluida.
- No tener antecedentes familiares de tartamudez o que estos lo hayan superado.
- Tener buenas habilidades articulatorias y de lenguaje expresivo.
- Buenas puntuaciones en inteligencia no verbal.
- Tartamudear en determinadas situaciones de emoción o con determinadas personas y hablar fluido en otros momentos o cuando se habla a sí mismo.
- Buenas habilidades sociales o de comunicación.
- Sentirse seguro de sí mismo o confiado.

Recuadro 16: Factores que indican buen pronóstico

3. Tratamiento de la tartamudez

La intervención que se realice depende de la edad del niño y de las dificultades que muestre. Por un lado, se habla de tratamiento de intervención temprana, en el que se plantea una intervención de tipo preventivo que se lleva a cabo con niños de 2 a 6 años de edad. Habitualmente se realiza con un planteamiento indirecto, es decir, se abordan las disfluencias del niño por medio de la interacción, del juego o modificando aspectos del ambiente que pueden dificultar el habla fluida.

Por otro lado, los programas de intervención directa se utilizan generalmente con escolares y en estos se interviene directamente sobre la modificación del habla, se proporcionan recursos y cambios en el ambiente del niño.

En ambos tipos de programas, se realiza una intervención en paralelo con los padres, abordando cuestiones de un amplio espectro y no solo referidas al habla y la comunicación. Asimismo, en ambos casos, se realiza una orientación al profesorado.

3.1. Intervención temprana

En la actualidad hay una clara tendencia en la clínica y en las investigaciones a intervenir tempranamente y claramente antes de la edad escolar. Esta intervención precoz está en relación con la perspectiva evolutiva del trastorno y en el éxito de las terapias en las primeras etapas del problema (Fernández-Zúñiga, 2005; Onslow y Packman, 2001).

Los programas para preescolares difieren en la base teórica que los sustenta, por lo que algunas de las terapias se centran prioritariamente en la mejora de la fluidez y otras abordan también aspectos relacionados, como los lingüísticos, psicosociales o emocionales.

La mayoría de los programas para niños pequeños se basan en la orientación terapéutica a los padres, y otros también plantean la intervención con el niño. El tratamiento está orientado específicamente a la modificación del ambiente, a la adaptación del comportamiento de los padres y al cambio de actitud hacia la comunicación con el niño, de tal forma que facilite su habla fluida.

A pesar del alto porcentaje de éxito de estos programas, algunos investigadores plantean la posibilidad de retrasar la atención al niño, en espera de su recuperación, dada la alta frecuencia con que el tartamudeo remite espontáneamente en los niños preescolares. Sin embargo, incluso en estos casos los especialistas reconocen la necesidad de evaluar el lenguaje y el habla disfluente del niño y recomiendan asesorar a los padres para que sepan cómo manejar las dificultades de comunicación de su hijo, además de realizar controles periódicos. Ahora bien, si después de 18 meses de iniciado el problema, las disfluencias no remiten, recomiendan comenzar un tratamiento con el niño (Yairi, 1997).

En los últimos años se ha generalizado en la clínica y la bibliografía un enfoque terapéutico integral, en el que se aborde tanto la fluidez como el resto de alteraciones asociadas, el asesoramiento a los padres y al ambiente escolar (Starkweather y cols, 1990; Pindzola, 1999; Riley y Riley, 1999; Runyan y Runyan, 1999; Onslow y Packman, 2001; Cooper y Cooper, 2003).

Cómo tomar la decisión de realizar una intervención temprana

En el caso de no tener seguridad sobre si intervenir o no, recomendamos que, tras la evaluación, se trabaje prioritariamente con los padres con el fin de orientarlos sobre el problema, sus características, evolución y en cómo favorecer la comunicación con su hijo.

Si en el habla del niño aparecen signos de esfuerzo y tensión al hablar, repeticiones de elementos cortos (sonidos o sílabas) y particiones de palabras, se debe realizar también la intervención paralela con el niño. La duración de las sesiones con el niño será de dos días por semana y, en casos más leves, una vez por semana (Riley y Riley, 1999; Fernández- Zúñiga, 2005).

Además, debemos tener en cuenta que si en la evaluación se detectan dificultades o retraso de lenguaje en el niño, en la terapia se abordará tanto el problema de habla como el de lenguaje.

Programas de tratamiento

Se describen a continuación tres de los programas más utilizados en la intervención temprana:

1. *Prevención e intervención temprana de la tartamudez* (Starkweather y cols, 1990): este programa está destinado a niños de entre 2 y 6 años que tartamudean y que se prevé que no se recuperarán sin intervención. Para ello, primero propone definir a este tipo de niños y dice que son niños que presentan signos de tensión y esfuerzo al hablar y que tienen algunos de los factores de riesgo que predicen un tartamudeo crónico como: historia familiar de tartamudez o incremento de la severidad de su tartamudeo, o ambos.

Como objetivo, plantea ayudar al niño a adquirir una fluencia normal, trabajando tanto con el niño como con su familia. Tratan de reducir el estrés del niño, ayudar al niño a aumentar su fluidez a través del aumento de la habilidad productiva del lenguaje o de la coordinación motora. Al niño le enseñan una forma de hablar más relajada, sin tensión. Asimismo, se identifican patrones en la familia que dificulten la fluidez y, con la ayuda del terapeuta, se trata de cambiarlos por patrones facilitadores.

2. *Programa Lidcombe* (Onslow y Packman, 2001): este programa utiliza métodos operantes y son los padres directamente los que lo llevan a cabo. Las contingencias se aplican reforzando el habla fluente y corrigiendo el tartamudeo. Mediante visitas semanales se enseña a los padres a administrar

el tratamiento a su hijo, a medir la gravedad de las disfluencias del niño, a premiar el habla fluida y a corregir el tartamudeo.

3. *Programa Palin Interacción Padres-Niño* (Kelman y Nicholas, 2008): este programa es para niños de hasta 7 años de edad. Los principales objetivos consisten en 1) aumentar las habilidades de los padres para manejar el tartamudeo, 2) disminuir la ansiedad de la familia por el tartamudeo del niño y 3) disminuir el tartamudeo del niño hasta límites dentro de la normalidad. Para facilitar la fluidez proponen identificar y cambiar los patrones de interacción de los padres con el niño, aumentar la confianza de los padres, reducir su preocupación por el tartamudeo y conseguir disminuir gradualmente las disfluencias. Para conseguir estos objetivos se utilizan grabaciones de los padres con el niño, asesoramiento del terapeuta a los padres sobre cómo aumentar las interacciones que facilitan la fluidez en el niño y revisión del trabajo que se manda para casa.

Nuestra propuesta de intervención temprana

Desde nuestra perspectiva, consideramos que la intervención temprana se debe realizar en la mayoría de los casos, aunque puede variar la periodicidad y la duración de la misma. Esta decisión vendrá marcada por la evaluación del niño y el tipo y frecuencia de las disfluencias que presente, así como por la presencia de otros signos de alarma (preocupación en los padres, carencia de orientaciones adecuadas, perfil lingüístico del niño, temperamento del niño, presencia de factores de estrés, antecedentes familiares, etc.).

Este programa se realiza básicamente en base a dos estrategias: asesoramiento a padres e intervención con el niño (Starkweather y cols., 1990; Santacreu y Fernández-Zúñiga, 1991; Irwin, 1994; Fernández-Zúñiga, 1994; Bloodstein, 1995; Rustin y cols., 1996; Onslow y Packman, 2001; Rodríguez Morejón, 2003; Salgado, 2005; Fernández-Zúñiga, 2005).

Intervención con los padres

Una vez acabada la devolución de los resultados de la valoración, se acuerdan con los padres sesiones de orientación con el terapeuta, en las que se proporciona información, orientaciones y tareas para casa:

• Sesiones de orientación:

En principio se aporta información a los padres sobre el trastorno y actitudes hacia la comunicación. Se facilita información sobre las características, evolución y factores influyentes en la adquisición y el mantenimiento del tartamudeo (Irwin, 1994; Fernández-Zúñiga, 2005). En concreto se da la siguiente información:

- Describir las dificultades de fluidez de su hijo y valorarlo en función de su gravedad.
- Se debe estar abierto a contestar a las dudas de los padres, que suelen estar relacionadas con la variabilidad y el origen del problema y suelen generar en ellos sentimientos de inseguridad y ansiedad.
- Informar sobre las características de la variabilidad de la dificultad y acostumbrarse a esta naturaleza del problema. Ir mostrando cómo estas variaciones suelen estar en relación con situaciones de estrés para el niño.
- Aportar datos sobre la posible evolución del problema y la forma gradual en que suele desaparecer. Informar de que su colaboración y confianza son básicas para el éxito de la terapia.
- Aportar una visión optimista y esperanzadora del problema, explicando el éxito de este tipo de programas y la corta edad del niño que posibilita establecer conexiones neuronales y patrones de habla diferentes.
- Incidir en la importancia del proceso de comunicación, explicándoles qué condiciones facilitan la fluidez y qué aspectos se deben eliminar.
- Modificar actitudes en relación al habla disfluente, aumentar la presencia de refuerzos, reducir la exigencia excesiva tanto en relación al habla como a la conducta
- Adaptar el lenguaje a las dificultades del niño y organizar el ambiente familiar de tal forma que se disminuyan los factores estresantes.
- Es positivo proporcionar guías por escrito para poder releer las pautas dadas.

MODIFICAR ACTITUDES Y CONDUCTAS
Disminuir y cambiar actitudes negativas hacia el habla.
Reducir la exigencia excesiva hacia la comunicación.
Aumentar la valoraciones positivas y favorecer actividades en las que tenga éxito.
Hablar sobre el problema (en niños mayores).
Adaptar el lenguaje a las dificultades del niño: - Reducir el número de preguntas y realizar preguntas indirectas. - Disminuir la velocidad del habla. - Hablar con lenguaje sencillo (vocabulario y sintaxis). - Mantener los turnos de hablar. - Hablar sobre situaciones presentes. Temas adecuados a la edad. - Reforzar la comunicación. - Repetir lentamente lo que diga el niño. No corregir.

Recuadro 17: Modificar actitudes y conductas

Trabajo para casa

A esta edad, la atención que el niño recibe de sus padres le proporciona seguridad y puede ser facilitadora de la fluidez. Por lo tanto, se programa un tiempo diario en el que el padre/madre y el niño interactúen (Stakweather y cols, 1990; Rustin y cols., 1996; Onslow y Packman, 2001; Fernández-Zúñiga, 2005).

Los padres deben dedicar unos 20 minutos diarios para realizar actividades con el niño en las que ambos disfruten. Esta práctica debe transcurrir a modo de juego y el padre se fijará prioritariamente en el contenido del lenguaje del niño y no en sus errores. Se recomiendan a los padres una serie de actividades tranquilas y relajadas que faciliten la comunicación espontánea del niño y su fluidez. Asimismo, se les orienta sobre el tipo de actitud que ellos deben tener, disminuyendo la directividad en el juego, de tal modo que la presión comunicativa sea menor.

Además, se pide a los padres que registren la fluidez del niño y reflejen en qué momentos el niño habla más y menos fluido. Con ello, podremos identificar situaciones y condiciones que faciliten o dificulten su fluidez (Fernández-Zúñiga, 2005).

Trabajo con el niño (indirecto)

Como ya hemos comentado anteriormente, en los años preescolares no se debe corregir su habla ni dar instrucciones sobre cómo debe hablar, ya que en esta temprana edad los niños no tienen aún la capacidad para controlar o modificar su forma de hablar o su lenguaje. Sin embargo se pueden trabajar distintos aspectos con el niño en sesión:

- Sesiones de juego

La intervención se lleva a cabo a modo de juego, en sesiones de baja estructuración y proponiendo actividades de corta duración y en las que se favorezca la expresión espontánea del niño.

- Habla del terapeuta

Se ofrece al niño un modelo de habla, que se caracteriza por una velocidad lenta y alargada. Además, se modela su habla con otras técnicas como son el "comienzo fácil", el cuchicheo, el habla rítmica, el seguimiento, etc. Se van reforzando las imitaciones del niño o la imitación del patrón de habla lento y suave.

En la interacción se establecen turnos pausados y largos, con actividades relajadas y lentas. La actitud del terapeuta debe ser calmada y no mostrar reacción alguna hacia el habla no fluida. Ante los errores del niño, el terapeuta puede repetirlos con lentitud, alargando las sílabas. El terapeuta debe utilizar un lenguaje sencillo ajustado al nivel cognitivo del niño y favorecer su expresión espontánea (ver recuadro 18).

- Actividades lingüísticas

También se pueden realizar actividades lingüísticas, en las que se favorezcan situaciones de imitación de habla, con distintas técnicas de moldeamiento de habla ("comienzo fácil", cuchicheo, habla rítmica, seguimiento del habla en coro, respiración, etc.). La combinación de varias técnicas facilita que la expresión fluida se vaya instaurando de forma más rápida (ver recuadro 19).

- Juegos

Se introducen juegos en la terapia que ayuden al niño a entender conceptos como fuerte-flojo, rápido-lento, etc. Por ejemplo, se pueden hacer juegos de clasificaciones de animales o transportes que vayan más rápidos o más lentos. De esta forma, entenderá la diferencia. Posteriormente se intenta que diferencie los conceptos en relación a actividades que podamos hacer más lentas o más rápidas y finalmente se hace con el habla.

RECUERDA CÓMO HABLAR

- Dar modelo al niño de habla lenta para que la imite.
- Repetir los errores del niño con habla fluida, con lentitud y alargando.
- Reforzar de forma verbal y social la fluidez y la utilización de las técnicas. Se refuerza, por ejemplo, si el niño repite fluidamente lo que le hemos dicho o si alarga espontáneamente el comienzo de una palabra.
- Controlar la longitud y la complejidad del vocabulario y la sintaxis.
- Controlar el tipo de juego del niño, para que esté adaptado a su nivel.
- La selección de actividades se hacen de modo que den lugar a conversación.
- Se utilizan todas las estrategias que mejoran la fluidez, así como no interrumpir, no exigir que hable y proporcionar muchos silencios.
- Juegos usando metáforas de actividades, deportes, etc. que vayan rápido-lento, fuerte-suave.

Recuadro 18

Intervención en el colegio

La intervención en el colegio es una parte de la terapia que consiste en establecer una comunicación con el profesor del niño con el objetivo de darle unas orientaciones sobre qué hacer cuando el niño presente problemas en el habla.

Se le explica la importancia de mantener una actitud adecuada ante el tartamudeo y los errores. Con respecto a la forma de hablar se dan indicaciones similares que las que mantiene el terapeuta (hablar lento, dar tiempo al niño para que conteste o realice preguntas, adaptar la comunicación a sus dificultades, etc.). Asimismo, se recomienda aceptar respuestas con una o pocas palabras. El profesor también puede seleccionar situaciones relajadas para hablar con el niño y facilitar la conversación, evitando realizar muchas preguntas o exigencia en la comunicación.

Con respecto a los compañeros, generalmente en estas edades los problemas del habla no suelen llamar la atención de otros niños, ya que suelen pasar desapercibidos entre las diferencias en el desarrollo lingüístico que existen.

3.2. Intervención en escolares

El inicio de la escolaridad en primaria marca una diferencia con la etapa anterior. El niño debe enfrentarse a cambios y a retos, adaptándose a nuevas rutinas y exigencias en distintas áreas (cognitiva, social, emocional). La adaptación del niño a estos cambios puede ser dificultosa y, en ocasiones, puede influir negativamente sobre la fluidez.

A nivel social, los compañeros empiezan a adquirir una importancia que antes no tenían. El profesor empieza a ser una figura significativa para el niño y ejerce una fuerte influencia sobre su comportamiento y actitudes. Además, en primaria se empiezan a demandar otras aptitudes en el habla: deben responder a preguntas, leer en voz alta o incluso hacer exposiciones delante de los compañeros. Ante estos cambios, el problema de fluidez se pone más en evidencia, lo que puede provocar burlas de los compañeros. Todo esto ejerce una fuerte presión sobre el habla, el lenguaje y el comportamiento del niño. Si el niño ya tartamudeaba antes, puede que en esta etapa su problema se agrave, apareciendo bloqueos y signos de tensión y, en determinadas situaciones, conductas de evitación y temor a bloquearse. Por ello, el abordaje terapéutico en esta etapa debe ser más específico y directo. No obstante, los padres y el colegio seguirán siendo también una parte esencial del tratamiento.

Intervención directa con el niño

La intervención directa con el niño se puede empezar a realizar desde el momento en que empieza a ser consciente de que tiene dificultades para hablar, lo que, como vimos, ocurre entre los 6 y los 8 años.

Antes de comenzar, es fundamental establecer una buena relación con el niño, mostrando una actitud de comprensión y empatía hacia sus dificultades. Además debemos explicarle cuáles van a ser las metas tanto a corto como a largo plazo, con el objetivo de ajustar las expectativas que el niño pueda tener, de la misma forma que se hace con los padres. Para ello, es necesario motivarle hacia el tratamiento pero siendo realistas.

Igualmente, se le explican el tipo de técnicas que se van a utilizar y que él debe aprender para hablar de una forma más fluida. También se le comenta que se le va a pedir que haga trabajo en casa, y que la responsabilidad de realizar esas actividades va a recaer en él, aunque, por supuesto, el terapeuta y los padres estarán ahí para ayudarle.

Debe quedarle claro que esas técnicas y "trucos" que va a aprender los deberá poner en marcha en otros ambientes, en casa, el colegio, los amigos, etc. Para esta práctica contará con el apoyo de su terapeuta que le ayudará a enfrentarse a esas situaciones fuera de sesión.

• Objetivos de la terapia con el niño

1. Aprender el control de habla: para que el niño pueda entender cómo corregir sus errores, en un principio debe conocer cómo se produce el habla de forma asequible a su edad. Asimismo, debe aprender a detectar qué tipo de errores comete y a qué se deben (tensión en distintas partes de los órganos fonoarticuladores, rapidez en el habla, movimientos asociados, repetir la frase anterior, etc.). Finalmente, se le proporcionan distintos "trucos" o recursos para eliminar tales errores, se ensayan y entrenan en sesión hasta que el chico domina el nuevo patrón de habla. Una de las formas más fáciles de practicarlo es mediante la lectura simultánea de textos, que después puede generalizar fuera de la sesión.

TÉCNICAS DE CONTROL DE HABLA
• Reducción de la velocidad de habla.
• Comienzo fácil: consiste en iniciar el habla con un comienzo suave y espiración estable.
• Establecimiento de contactos articulatorios suaves: incide en realizar movimientos articulatorios suaves y lentos.
• Habla rítmica: consiste en que el niño sincronice su habla siguiendo un ritmo (por ejemplo, metrónomo).
• Disminución de la longitud y la complejidad lingüística.
• Cancelación: cuando el tartamudo dice una palabra tartamudeada, para intencionadamente e intenta decirla de nuevo y luego continúa hablando.
• Relajación local y general.
• Control de la respiración.

Recuadro 19

2. Graduar las situaciones: en la evaluación ya vimos que era importante concretar con el niño en qué situaciones percibía más o menos difícil hablar fluido. Esta jerarquía nos servirá en la terapia para empezar a practicar las técnicas aprendidas, primero en situaciones que el niño perciba más fáciles en la jerarquía y después en las más difíciles, asegurándonos siempre que el niño es capaz de enfrentarse con éxito a una situación antes de pasar

a la siguiente. Es importante además que estos ejercicios se lleven a cabo relajadamente y controlando la tensión.

3. Control de la tensión: un problema que frecuentemente está asociado a la tartamudez es la presencia de signos de ansiedad en situaciones de comunicación. Cuando aparecen signos físicos de tensión (tensión muscular, sudoración, presión en el estómago, alteración de la respiración, etc.) es importante ayudar al niño a controlarlo, puesto que sabemos que una elevada tensión muscular repercute negativamente en el habla (Starkweather y cols., 1990; Ham, 1990; Bloodstein, 1995). Si aparece una alteración de la respiración como resultado de la ansiedad, también es importante enseñar cuál es el mecanismo específico de la respiración y cómo coordinar adecuadamente.

Otro de los síntomas de ansiedad es la evitación de situaciones de habla o la propia evitación del habla. Si se da este signo, debemos realizar una intervención enseñando al niño recursos cognitivos para controlar estas respuestas.

4. Reducir la anticipación y pensamientos negativos: cuando el niño ya tiene 7 u 8 años, puede reflexionar sobre sus dificultades y se puede modificar el pensamiento negativo que tiene hacia su tartamudeo. El control del pensamiento negativo antes de empezar a hablar facilita el inicio de la expresión con menor tensión, lo cual aumenta la probabilidad de hablar fluido (Van Riper, 1982; Ham, 1990; Cooper y Cooper, 2003; Raming y Bennet, 1997).

5. Ejercicios y habilidades de relación social: también es conveniente revisar el repertorio de habilidades sociales de estos niños. Debemos tener en cuenta que para los escolares el aspecto social empieza a ser cada vez más importante.

Las habilidades sociales en la comunicación se refieren a trabajar aspectos como mantenimiento del contacto ocular, el respeto de los turnos de habla, la orientación corporal y otras más avanzadas como la defensa de los propios derechos, el afrontamiento de burlas, etc. Debido a su dificultad, puede ocurrir que algunos niños con tartamudez no hayan adquirido algunas de estas habilidades o no sean adecuadas, por lo que habrá que trabajar con ellos en esta dirección. Un aspecto importante a tratar suele ser el manejo de burlas, puesto que suelen ser blanco de los insultos de otros niños.

6. Trasladar lo aprendido fuera de la sesión: cuando el niño ya puede utilizar una nueva forma de hablar se plantea la necesidad de generalizar esta nueva capacidad a situaciones naturales y reales. Para ello inicialmente se pueden realizar situaciones de ensayo conductual o *role playing* en sesión

imaginando la situación real a la que el niño se va a enfrentar para facilitar la extensión a otros ámbitos.

Intervención con los padres

El trabajo con los padres es similar al ya explicado en el apartado dedicado a los preescolares (información y orientaciones sobre el tartamudeo, variabilidad en situaciones difíciles, influencia del estrés, etc.). Además, en niños mayores hay que hacer hincapié en otros aspectos:

- Ajustar las expectativas de los padres

Es importante acordar con los padres expectativas acordes con la realidad, esperar cambios graduales en la fluidez y conseguir avances a corto y a largo plazo. Además, se les explica cómo valorar la evolución del niño, distinguiendo las mejoras en situaciones concretas, en función de los tipos de errores que el niño presente y observando la reducción de la intensidad y la frecuencia de los mismos. Con respecto a la duración del tratamiento, los padres deben tener claro que este será de larga duración en la medida en que hayan más factores alterados, prolongándose como mínimo entre 9 meses y 1 año.

- Práctica diaria

De la misma forma que en preescolares, además de estas sesiones de orientación, se les propone a los padres la práctica diaria del nuevo modo de habla en situaciones que el terapeuta les irá comentando y explicando.

- Registros de conducta

En este caso también deben registrar circunstancias en las que aparece el tartamudeo, ya que nos ayudan a determinar las diferencias que muestra el niño según las situaciones, personas o temas de conversación. De este modo podemos establecer consecuencias adecuadas y se intentarán detectar actitudes y conductas que influyan negativamente en la fluidez. Estas actitudes y conductas pueden ser a nivel general o más específicas del habla (ver recuadro 17).

- Criterios de alta

Con los padres de escolares se plantea también cuáles serán los criterios para ir reduciendo el número de sesiones, puesto que en la tartamudez no se debe suspender el tratamiento de forma brusca.

Para ello se les enseña a percibir cómo va cambiando la forma de tartamudear del niño, cómo van disminuyendo el nivel de tensión muscular, la gravedad, la frecuencia y la intensidad de los errores. Además, estos progresos se irán generalizando a situaciones concretas, apareciendo más frecuentemente un habla fluida. Otro indicador de mejora es que el niño no evite hablar y aumente las ganas de comunicarse, así como la disminución de la preocupación por el problema tanto en el niño como en los padres.

CASO: Luis, 10 años. 5° Primaria

Los padres de Luis vienen a consulta por problemas de fluidez que se han agravado con el paso del tiempo. Luis es el mayor, su hermano tiene 8 años. No existen antecedentes médicos de interés. Las pautas de desarrollo fueron normales, excepto la lenta evolución del lenguaje. A los dos años y medio empezaron a aparecer disfluencias (repeticiones y prolongaciones), coincidiendo con el embarazo de riesgo de la madre. A partir de ahí el problema de habla se mantuvo, aunque tenía épocas mejores y peores. Al iniciar la escolaridad con 3 años y medio, el problema se acentúa. Deciden consultar con otro profesional y, hasta la fecha, ha seguido en dos ocasiones tratamientos de 6 meses de duración cada uno, con escasa evolución. Las relaciones familiares son buenas. Dicen que es un poco distraído e impulsivo. Frente al habla, los padres le dicen que hable más despacio. La profesora dice que es comunicativo y que no evita hablar; se relaciona bien con sus compañeros, aunque en alguna ocasión se ha quejado de que se burlan de él por sus problemas de habla. Últimamente evita leer delante de toda la clase. En la actualidad, Luis presenta repeticiones de fonemas, silabas, a veces de palabras, y prolongaciones. Paralelamente a estos errores, aparece tensión y movimientos en la cara y Luis utiliza algún recurso para mejorar su dificultad: silabea y respira profundamente y hace fuerza. Él es consciente de su problema y quiere intentar un nuevo tratamiento. Como antecedentes familiares, el padre también tartamudea de forma leve.

EVALUACION: Durante la evaluación Luis se mostró colaborador y participativo. En la conversación, acaparaba toda la conversación, no dejando hablar al interlocutor. En el lenguaje espontáneo, produjo una media de un 22% de disfluencias con errores de repeticiones de fonemas, silabas y palabras, prolongaciones al inicio de la palabra, pausas y bloqueos de sonidos. La casi totalidad de los errores se situaron en el inicio de las palabras. Estos, se repitieron en la lectura con mayor intensidad. Paralelamente, en su discurso apareció tensión en la cara, la mandíbula y el cuello, y sudoración. El lenguaje receptivo, expresivo y la lectura/escritura se valoraron dentro de lo esperable para su edad.

TRATAMIENTO: en el caso de Luis se planteó hacer un tipo de intervención directa y asesoramiento a padres y profesores. Luis aprendió diferentes "trucos" para hablar fluido y se le enseñó cómo ir practicándolos gradualmente en distintas situaciones ordenadas según su dificultad. Además, se le enseñaron técnicas de control de la tensión para ayudarle a enfrentarse a situaciones de habla en las que se sentía incómodo. También se trabajó la mejora de su autoestima y autoconcepto generales. Se decidió también indicarle formas adecuadas de responder ante las burlas y mejorar su comunicación con los demás. Con los padres se mantuvieron sesiones periódicas en las que se les informó del problema de Luis y se les orientó sobre cómo favorecer su fluidez, mejorando tanto aspectos de la comunicación como de la dinámica familiar. El colegio colaboró en el tratamiento, ofreciendo a Luis apoyo en las tareas que realizaba en sesión y trasladándolas al colegio (permitir lectura lenta, exponer temas reducidos, responder a preguntas primero cortas y después más largas) como generalización de la sesión y ayudándole con las burlas. El tratamiento duró aproximadamente año y medio y, a partir de ahí, en vista de la mejora, se decidió ir prolongando paulatinamente las sesiones. Actualmente viene una vez al mes a una sesión de control. En cuanto a su evolución, es capaz de controlar el tartamudeo en la mayoría de las situaciones, en casa habla fluido y en el colegio lee en voz alta e interviene en clase como los demás. En la interacción con los otros, es consciente de cómo debe responder y respeta los turnos de habla de cada uno. Además, ha conseguido controlar la tensión que sentía en algunas situaciones, aunque en alguna aún se descontrola. Asimismo, su autoestima y autoconcepto generales son más positivos.

Intervención con el colegio

Para el niño de primaria, el profesor es una referencia importante y es necesario realizar una intervención dirigida al ambiente escolar:

1. Facilitar una actitud adecuada frente al tartamudeo: explicar al profesor qué es el tartamudeo y qué supone para el niño. Además le indicaremos qué debe hacer para mantener una actitud positiva ante el tartamudeo del niño y ayudarle así a ser más fluido.
2. Forma de hablar del profesor: le indicaremos cómo hablar más lento y con una complejidad reducida facilitará que el niño hable de manera más fluida. Asimismo, debe controlar cualquier aspecto que añada presión a la comunicación, como eliminar presión de tiempo, controlar la cantidad de preguntas que se hacen en clase, etc.

3. No dar recomendaciones: Es importante que el profesor entienda que no debe dar recomendaciones al niño sobre cómo hablar. Por el contrario, debe utilizar recursos como hablar más lento, usar frases cortas, cantar, recitar, etc., que ayuden al niño a hablar más fluido. Indicar actividades concretas dentro del aula para todos los alumnos. Por otro lado, se le puede sugerir iniciar al niño las primeras palabras de la frase en la lectura, por ejemplo, "empieza donde pone «Este caballo...»", o que en la lectura o preguntas el niño sea de los primeros en intervenir, para así eliminar la tensión que le pueda generar la espera del turno.

4. Favorecer la participación en las actividades del aula: el niño debe participar dentro del aula como otro niño más, aunque el profesor pueda favorecer la realización de tareas que no estén relacionadas con el habla, en las que el niño tenga éxito y el grupo le pueda valorar. Por ejemplo, la realización de un mural, dibujos, etc.

5. Graduar las intervenciones del niño: orientamos al profesor cómo graduar las intervenciones y hacer que el niño vaya participando en situaciones más fáciles, como por ejemplo, contestar con una palabra, a más difíciles, como por ejemplo, hacer una pequeña exposición en un grupo reducido. También le podemos informar sobre qué actividades realizamos en sesión, en las que el niño ya tiene fluidez, y que las pueda trasladar a la clase.

6. Manejar las burlas: las burlas deben ser controladas por el profesor. En niños mayores (de 7 u 8 años en adelante) es frecuente que aparezcan burlas hacia el niño por su forma de hablar. El profesor debe estar atento e intervenir desde el principio en las situaciones en las que se desvalorice al niño. Para ello el profesor puede inicialmente hablar fuera de clase con el niño que hace burla y explicarle con una actitud amistosa pero contundente cómo influye en el niño que tiene una dificultad, y que observe como otros niños se abstienen de insultarle por este motivo.

RECOMENDACIONES PARA EL PROFESOR

1. Trate de actuar de la misma manera que cuando habla con fluidez.
- Permanezca calmado y escuche lo que el niño le está diciendo.
- Trate de mostrar que le gusta hablar con él/ella.
- Si parece estar particularmente emocionado o apresurado, sugerimos que responda, "Tengo tiempo, dime lo que quieres decir".

2. Si el habla del niño parece ser más fluida en ciertos días pero menos en otos, permita que participe más en la clase en los días que tiene menos disfluencias.

3. Si no está seguro de si debe exigir que el niño que tartamudea realice exposiciones orales, hable en privado con él/ella.

4. Cuando el niño está pasando por un periodo de disfluencias, trate de proporcionarle actividades en las que pueda tener éxito hablando. Promueva tareas tales como hablar en coro, cantar, recitar poemas, hablar usando un ritmo determinado o actuar con títeres, etc.

5. Para aumentar la fluidez del niño durante actividades de una lección en grupo, empiece la lección hablando junto con el niño.

6. Evite discusiones que se refieran a sus dificultades en el habla en su presencia. Sin embargo, si él introduce el tema, muestre empatía y trate de asegurarle que, de vez en cuando, todas las personas tienen dificultades cuando hablan.

7. Trate de evitar la palabra "tartamudeo" para describir el habla del niño, use palabras que demuestren que usted reconoce esas dificultades, como "se atasca" "repite", "habla con mucho esfuerzo", "vacila", etc.

8. Después de escuchar una expresión que no sea fluida, puede repetirle al niño lo que hubiera querido decir. Así el niño se olvidará de sus disfluencias, haciéndole ver que su mensaje ha llegado.

9. Tenga cuidado de no transmitir sensación de tensión o agobio cuando el niño le esté hablando. Evite hablar de forma muy rápida, hablando pausado con calma y realizando pausas que hagan que el ritmo de la interacción sea lento.

10. Hable con franqueza con el niño acerca de su tartamudeo si él desea hacerlo, pero no lo convierta en un asunto de gran importancia.

11. Un niño desarrolla su actitud respecto al habla cuando observa a otros. Intente provocar situaciones de habla en las que el niño tenga éxito. Por ejemplo, leyendo dos o más niños a la vez, contestando a preguntas cortas, recitando.

12. Trate de eliminar cualquier estigma que esté ligado al tartamudeo y que podría afectar al niño/a. Para lograrlo, puede ser positivo darle modelo de una simulación de un tartamudeo fácil, sin tensión, con el objetivo de que el niño se dé cuenta de que todas las personas pueden equivocarse o tener episodios de poca fluidez.

13. Reconozca que el niño se puede frustrar si siente que su habla no es muy fluida. Trate de darle estrategias para manejar esta frustración, como hacer que intervenga en situaciones que para él pueden ser fáciles.

14. Los maestros deben intervenir si otros alumnos se burlan o si molestan al niño porque tiene disfluencias. Si el estudiante que tiene disfluencias está ausente, use las siguientes estrategias en su clase:

- De una manera paciente y clara explique que burlarse de alguien es malo y demuestra falta de respeto.
- Hable de que todas las personas tienen algunas cosas que hacen bien y otras que no hacen tan bien.
- Explique que a veces el niño que tartamudea se equivoca cuando habla y que eso no es ninguna razón para burlarse de él.
- Si continua la burla, será necesario que el terapeuta del niño hable de esto con los compañeros de clase.

Recuadro 20. Adaptado de *Ramig If Your Child Stutters: A Guide for Parents*. Stuttering Foundation Publication No. 11

Glosario

Bloqueos: error en el habla que se produce como consecuencia de una presión o tensión muscular al soltar el flujo de aire.

Condicionamiento clásico: proceso de aprendizaje mediante el cual se asocia un estímulo que acarrea significado con un estímulo neutro que no tenía significado antes del condicionamiento. Por ejemplo, en el experimento de Pavlov, la campana en un principio era un estímulo neutro pero se lo condicionó a la aparición de la comida, bastando la aparición del sonido de la campana para que el perro salivara.

Fluidez: mantenimiento de un flujo suave y seguido al emitir palabras y frases.

Habla: en relación a la fluidez, es la capacidad de mantener la fluidez cuando una persona habla.

Incidencia: frecuencia con la que ocurre una circunstancia particular.

Prevalencia: medida de la extensión de una conducta o circunstancia en una población.

Pronóstico: resultado que se espera de una enfermedad o patología, su duración y las probabilidades de recuperación de ésta.

Refuerzo: en la técnica empleada para el condicionamiento (reforzamiento), supone la administración de alguna consecuencia positiva que sigue a un comportamiento.

Remisión espontánea: mejora o cura inesperada de una patología que normalmente sigue otro curso clínico. El término remisión espontánea se usa frecuentemente en casos de enfermedades crónicas o graves que mejoran sin causa conocida.

Respuestas de evitación: se realiza una respuesta de evitación cuando la persona quiere evitar una situación que teme, eliminando así una consecuencia negativa.

Temperamento: diferencias innatas que hay entre las personas en términos de emociones, actividades y dominio de sí mismas. El temperamento se origina en los genes pero también tiene influencia el tipo de crianza sobre él.

Bibliografía

American Psychiatric Association (2002). *Manual Diagnóstico y Estadístico de los Trastornos Mentales* DSM-IV-TR. Barcelona: Masson, S.A.

Andrews, G. y Harris, M. (1964). *The syndrome of stuttering. Clinics in Developmental Medicine*, 17. London: Heinemann.

Bernstein Ratner, N. (1997). Stuttering: A Psycholinguistic Perspective. En R.F. Curlee y J. M. y Siegel G. M. *Nature and Treatment of Stuttering*. New Directions. Needham Heights, MA: Allyn and Bacon.

Bloodstein, O. (1995). *A Handbook on Stuttering*. San Diego, CA: Singular Publishing Group.

Cooper E.B. y Cooper, C. S. (2003). *Cooper Personalized Fluency Therapy for Children*. Austin: PRO-ED.

Curlee, R.F. y Siegel, G.M. (1997). *Nature and Treatment of Stuttering*. New Directions. Needham Heights: Allyn and Bacon.

Felsenfeld, S., Kirk, K.M., Zhu, G., Statham, D.J., Neale, M.C. y Martin, N.G. (2000). *A study of the genetic and environmental etiology of stuttering in a selected twin sample*. Behavior Genetics; 30: 359- 66

Fernández-Zúñiga, A. (1994). Factores de riesgo en el desarrollo de la tartamudez. En J.M. Rodríguez Santos (comp.). *Logopedia: prevención, evaluación, intervención*. Málaga: AELFA.

Fernández-Zúñiga, A. (2005). *Guía de intervención logopédica en tartamudez infantil*. Madrid: Síntesis.

Fernández-Zúñiga, A. y Caja R. (2008). *Tratamiento de la tartamudez en niños. Programa de intervención para profesionales y padres*. Barcelona: Elsevier.

Guitar, B. (2006). *Stuttering: An Integrated Approach to its Nature and Treatment* (2ª ed.). Baltimore: Williams and Wilkins. Lippincottt: Williams and Wilkins.

Ham, E.R. (1990). *Therapy of Stuttering*. N. Jersey: Englewodd Cliffs: Prentice-Hall.

Ingraham, R. (1984). *Stuttering and Behavior Therapy: Current Status and Experimental Foundations*. San Diego: College Hill Press.

Irwin, A. (1994). *La tartamudez en los niños. Una Ayuda Práctica para los Padres*. Bilbao: Mensajero.

Johnson, W. (1959). The onset of stuttering. Minneapolis: University of Minnesota Press.

Kelman, E. y Nicholas, A. (2008). *Practical Intervention for Early Childhood Stammering: Palin PCI*. Milton Keynes, United Kingdom: Speechmark Publishing Limited.

Kidd, D.K. (1984). Stuttering as a genetic disorder. En R. F. Curlee y W.H. Perkins (eds.). *The nature and Treatment of Stuttering: New Directions*. San Diego: College-Hill.

Onslow, M. y A. Packman, A. (1999) *The Handbook of Early Stuttering intervention*. San Diego, CA: Singular Publishing Group.

Onslow, M., Packman, A. (2001). *The Lidcombe Program of early stuttering intervention. Awaiting the result of a randomized controlled trial*. Asia Pacific Journal of Speech and Hearing, 6:85-89.

Pindzola, R. H.(1999). The Stuttering Intervention Program. En: Onslow M. y Packman A. (eds.) *The Handbook of Early Stuttering Intervention*. San Diego: Singular Publishing Group.

Ramig P.R. y Bennet, E.M. (1997). Clinical Management strategies. En Curlee, R. F. y Siegel, G. M. *The nature and Treatment of Stuttering: New Directions*. Needman Heigths, MA: Allyn and Bacon.
Riley, J. y Riley, G. (1999). Speech Motor Training. En. Onslow, M. y Packman, A. (comps). *The handbook of early stuttering intervention.* San Diego: Singular Publishing Group.
Rodríguez Morejón, A. (2003). *La tartamudez naturaleza y tratamiento.* Ed. Herder. Barcelona.
Runyan C. M. y Runyan, S. E. (1999a). The Fluency Rules Program. En Onslow, M., Packman, A. *The Handbook of Early Stuttering Intervention.* San Diego: Singular Publishing Group.
Rustin, L. y Kuhr, A. (1996). *Social skills and the speech impaired.* London: Whurr Publishers.
Rustin, L., Botterill, E. y Kelman, E. (1996). *Assessment and therapy for young dysfluent children: family interaction.* San Diego, CA: Singular Publishing Company.
Salgado Ruiz, A.: (2005). *Manual práctico de tartamudez.* Madrid Editorial Síntesis.
Santacreu, J. y Fernández-Zúñiga, A. (1991). *Tratamiento de la tartamudez.* Valencia: Promolibro.
Starkweather, W. Gottwald, S.R. y Halfond, M. M. (1990). *Stuttering Prevention: a clinical method.* Englewood Cliffs, N.J.: Prentice Hall.
Van Riper, C. (1982). *The nature of Stuttering.* Englewood Cliffs, NJ: Prentice-Hall.
Wingate, M. E. (1976). *Stuttering: Theory and Treatment.* Washington: Irvinton-Wiley.
Wingate, M.E. (1977). *The relationship of theory to the therapy in stuttering.* Journal communication disorders, 10.
Wingate, M.E. (1988). *The structure of stuttering: a psycholinguistic approach.* New York: Springer- Verlag.
Yairi, E. y Ambrose N. (1992). *A longitudinal study of Stuttering in Children: a preliminary Report.* Journal of Speech and Hearing Research, 35, 755- 760.
Yairi E. (1997). Disfluency characteristics of child hood stuttering. En Curlee y Siegel: *Nature and Treatment of stuttering: New Directions.* San Diego: College- Hill.
Yairi, E. and Ambrose, N. (2005). *Early Childhood Stuttering.* Austin: Pro Ed.

Capítulo IV
Alteraciones de la voz en la infancia

Josep M. Vila-Rovira

1. La voz y la infancia

Nuestra vida está enmarcada por la voz. Nacemos con un llanto y morimos en un suspiro. En la comunicación oral, la voz es el apoyo físico que transmite nuestros mensajes. Sin la voz, o con una voz que no tenga la potencia y la claridad necesarias, la comunicación se hace difícil o, a veces, imposible. Pero la voz también es una señal de identidad. Nos reconocen por la voz; los otros saben quién somos y también cómo estamos. La voz dice muchas cosas de nosotros. Nos oímos mucho más de lo que nos vemos. Nuestra voz nos acompaña siempre y, a pesar de que no siempre la reconocemos cuando la escuchamos grabada, es una de nuestras marcas de identidad.

La voz evoluciona con la edad

La voz que hoy tenemos no siempre ha sido la misma. La voz evoluciona con la edad. El sistema fonador y articulatorio del bebé evoluciona desde su función estricta de supervivencia (para la succión, la deglución, la respiración, etc.) hasta las funciones comunicativas. El llanto del bebé es muy agudo; oscila entre los 440 y los 500 Hz; presenta un timbre muy sonoro, con un refuerzo armónico que se sitúa sobre los 3.000 Hz, y una fuerte intensidad, de unos 90 dB. Todo ello permite que el llanto del bebé sea un magnífico sistema de aviso para la madre, que lo oye a pesar de que haya ruido ambiental o que la habitación del pequeño esté a bastantes metros de donde ella se encuentra.

Algunos autores reconocen hasta cuatro tipos de llanto del bebé, con características acústicas diferenciadas y con valor comunicativo. Más adelante, se diversifican los sonidos y se empiezan a usar como llamamientos y con intencionalidad sobre las acciones del otro. Se inician el lenguaje y el juego vocales.

Las primeras producciones reconocidas como palabras llegarán alrededor del año de vida. Éstas son vehículo para la expresión más que para la denominación y cargan su significado emocional en la voz. La voz es todavía el canal comunicativo del niño, junto con la expresión facial, la tensión general del cuerpo o el ritmo respiratorio. Las palabras se irán relacionando entre ellas y los significantes, y a los dos años ganarán poder denotativo. La voz pasará a un segundo plano comunicativo aunque la entonación hará la suplencia de una sintaxis no desarrollada. Esta función de apoyo sintáctico se conserva en el habla espontánea de los adultos.

La escolaridad de muchos niños se inicia hacia los tres años y su horizonte de relaciones personales se abre hacia personas que no son del entorno familiar y aparecen entonces muchas relaciones entre iguales. La voz se empieza a presentar como manifestación de los estados de ánimo y también de la posición relativa en el grupo. El niño construye su personalidad y la voz es la manifestación externa de esta personalidad. Es habitual, en estas edades, encontrar un cierto nivel de sobreesfuerzo comunicativo. El niño tiene mucha información a transmitir con nuevas marcas contextuales cuando todavía no domina todos los recursos expresivos del lenguaje. El entorno es ruidoso y exige una cierta potencia vocal para ser escuchado y comprendido. Hay una dura competencia vocal. Hemos observado que la intensidad mediana de la voz de los niños es 6 dB superior a la de los adultos.

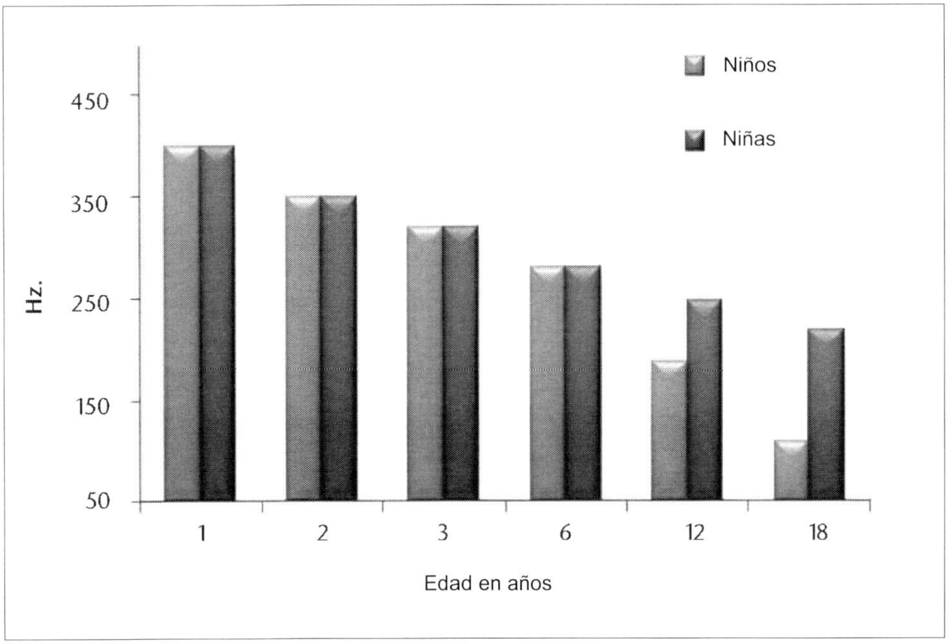

Gráfico 1. Evolución de la frecuencia fundamental de la voz

La voz del niño va descendiendo progresivamente su tono fundamental. De los 400-450 Hz del llanto a los 320 Hz hacia los tres años, a los 280 Hz de los seis, y a los 270 Hz a partir de los siete años hasta la pubertad cuando se produce la muda vocal y la diferenciación frecuencial de las voces masculinas y femeninas. En la infancia, las voces de niños y niñas no se diferencian tanto por la altura tonal como por la riqueza tímbrica y el uso de diferentes intensidades. Los niños acostumbran a hablar con una voz más intensa que las niñas, que presentan un refuerzo armónico más agudo.

Cómo se puede ver en el gráfico 1, hasta los cinco o seis años, la voz de los niños y las niñas va volviéndose algo más grave y tienen la misma altura. Será hacia los siete años que la voz de los niños se hace más grave que la de las niñas. Esta diferencia se hace completamente manifiesta en la pubertad. En aquel momento de cambio hormonal, físico y psicológico, la voz también hace un giro espectacular. Los chicos bajan su voz una octava, pasan de hablar en la zona del La de la segunda octava a hacerlo en el La de la primera. Las chicas también agravan su voz pero sólo en un intervalo de tercera. Este proceso del cambio de voz tiene una duración muy variable y en algunos chicos es vivido de manera un poco angustiosa. El miedo al hecho que salgan "gallos" o a no saber si saldrá voz de hombre o de niño puede hacer que algunos chicos eviten la conversación en las situaciones más comprometidas.

Factores que inciden en la evolución de la voz
El proceso de maduración neurológica y cerebral
El desarrollo corporal
El desarrollo psicomotor
La evolución psicológica
Las necesidades de relación y comunicación
El desarrollo del lenguaje (fonético y morfosintáctico)
El progresivo dominio de las funciones del lenguaje
Los procesos de aprendizaje

2. Trastornos de la voz en la infancia

A veces encontramos personas que siempre tienen la voz enronquecida o que hablan muy flojo, con mucho aire, como cuchicheando. Seguro que todos conocéis maestros que os dicen que al final de la semana laboral no tienen voz o que los han operado de una u otra lesión de las cuerdas vocales. También hay niños y niñas que tienen una voz peculiar. Voces que rascan, que parece que se ahogan, que no las oímos. Podemos afirmar que son voces enfermas.

La voz se produce por la coordinación de diferentes estructuras de nuestro cuerpo. Esta coordinación no siempre funciona eficazmente y el producto sonoro, la voz, no tiene las características que nos gustaría que tuviera. La voz puede estropearse por el mal uso o por el abuso y también por ciertas anomalías de las cuerdas vocales. Podemos nacer con pequeñas alteraciones de las cuerdas vocales o bien generar lesiones en ellas por el uso poco adecuado de la voz.

Los niños y las niñas también pueden sufrir alteraciones de la voz. A pesar de que la laringe en la infancia presentan unas características diferentes y que la mayoría de niños y niñas gritan con fuerza en sus ratos de recreo, algunos tienen voces diferentes y en algunos casos existen lesiones en los pliegues vocales.

Entendemos la disfonía como la alteración de las calidades acústicas de la voz. Se trata de un fenómeno relativo porque las mismas alteraciones pueden ser vividas como incapacitantes o no en función de las expectativas y necesidades vocales de cada individuo. Normalmente las disfonías que presentan los niños son de corta duración y los padres las asocian con facilidad a estados gripales o resfriados o bien a excesos vocales en fiestas, prácticas deportivas o estancias fuera de casa, como colonias escolares o campamentos de verano. Los padres no consideran estas alteraciones de la voz un motivo suficiente para la consulta al médico pediatra.

La disfonía infantil no es un fenómeno fácilmente observable de manera objetiva por los padres ni, a veces, por parte de los médicos pediatras. Los padres se acostumbran a ciertas características de la voz de sus hijos y no las consideran una alteración, fuera de los estándares. El propio niño no valora de manera negativa las características de su voz. Incluso al contrario, el niño identifica la voz "afónica" con el éxito en una competición deportiva o con haber disfrutado mucho en una salida de recreo. Quedarse afónico puede llegar a verse como un valor positivo.

Frases de los padres cuando piden consulta médica o logopédica por la voz de sus hijos
Mi hijo hace mucho esfuerzo para hablar.
A mi hijo no le sale la voz fuerte, no sabe gritar.
Mi hijo siempre habla muy fuerte.
La maestra de música nos ha dicho que el niño no llega a las notas.
La maestra de música nos dice que al niño "se le escapa el aire" cuando canta.

Entendemos la disfonía como la alteración de las calidades acústicas de la voz. Sea por la frecuencia, la intensidad, el timbre o la duración o varias combinaciones de estas cualidades, una modificación significativa de los valores respecto a los estándares puede ser vivida por el sujeto como una alteración. Queremos insistir en la relatividad del concepto de la disfonía, pues las mismas manifestaciones vocales desviadas de la norma pueden ser entendidas como patológicas o no serlo. Para un niño con intereses musicales, no conseguir las notas agudas de las lecciones de solfeo puede ser vivido como incapacitante y no serlo para otro niño con las mismas limitaciones pero con otras expectativas y necesidades vocales. Así, la disfonía infantil la entendemos desde esta cuádruple orientación: acústica, gestual y de confort, lesional y de eficacia comunicativa.

No es fácil cuantificar cuántos niños presentan manifestaciones de la disfonía. Conocemos referencias de prevalencia que nos informan que entre el 10 y el 40% de los niños presentan alteraciones en la voz. El abanico puede ser muy amplio según si se tienen en cuenta sólo los niños que presentan lesiones en la laringe o si se contabilizan también problemas de voz sin diagnóstico de lesiones en las cuerdas vocales.

El objetivo de este texto no es la descripción clínica de las lesiones laríngeas más habituales que afectan la voz de los niños, pero debemos distinguir entre las lesiones de tipo congénito y las que son adquiridas; también podemos diferenciar las lesiones en las que se puede suponer un factor funcional importante y otras cuya causa no reside en el hecho de hablar de una manera o de otra.

Alteraciones laríngeas en niños	
Nódulos laríngeos	Pseudoquiste seroso
Edemas fusiformes	Quiste por retención
Pólipo laríngeo	Quistes epidermoides y *sulcus glotidis*
Estrías o surcos anchos	Sinequias

En el cuadro siguiente podemos observar la distribución de las alteraciones de la voz en niños según Cornut (1998) y Arias (2005). En él se observa un predominio de las lesiones adquiridas sobre las congénitas. Entre las primeras, Arias destaca una mayor presencia de edemas fusiformes que de nódulos.

Distribución de lesiones laríngeas en niños		
	G. Cornut	C. Arias
Disfonía disfuncional sin lesión	1.4%	0.7%
Disfonía disfuncional con lesión	68.9%	55.3%
Lesiones congénitas	27.4%	41.2%
Quistes por retención mucosa	2.2%	2.1%
Otros		0.7%

Estos autores nos informan de la diferente distribución de la patología vocal según la edad. Presentan un mayor número de consultas en la franja de los 8 a 10 años, un 44%, frente al 27% y 29% de las franjas de edad anterior y posterior. Destaca también que en las dos primeras franjas de edad, la prevalencia es mayor en niños, mientras que a partir de los 12 años se iguala la tasa por sexos y se inicia la mayor prevalencia de lesiones vocales en el sexo femenino, propia de la edad adulta.

Es importante que los profesionales que trabajan en la escuela conozcan los factores que participan en la aparición de las alteraciones de la voz para así poder intervenir preventivamente. La voz es un fenómeno complejo. No podemos hacer un análisis simplista de la disfonía infantil, limitándola exclusivamente a la consecuencia de un mal hábito. En el gráfico siguiente podemos conocer algunos de los factores que participan en la aparición de la disfonía en los niños y niñas.

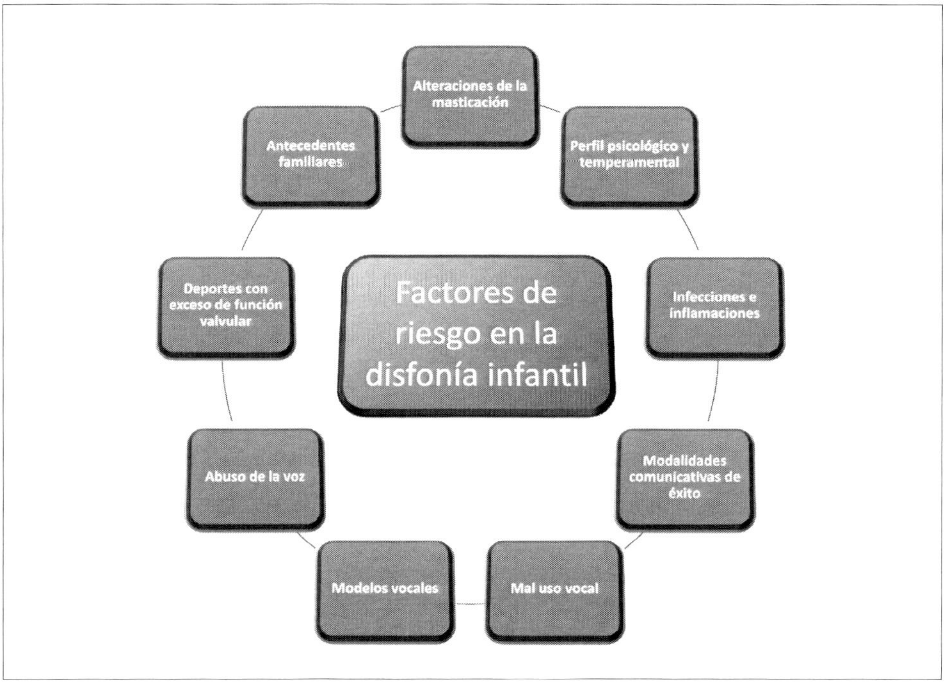
Factores de riesgo en la disfonía infantil
Alteraciones de la masticación
Perfil psicológico y temperamental
Infecciones e inflamaciones
Modalidades comunicativas de éxito
Mal uso vocal
Modelos vocales
Abuso de la voz
Deportes con exceso de función valvular
Antecedentes familiares

3. Exploración y diagnóstico de la disfonía infantil

Cuando la voz enferma hay que hacer algo. La voz es la herramienta de comunicación y manifestación del ser, así que no podemos dejar que se dañe y que no pueda cumplir sus funciones satisfactoriamente. Si observamos que un niño presenta una voz diferente, hay que pedir ayuda a los profesionales de la salud especializados. Es necesario pedir una valoración médica del otorrinolaringólogo o del médico foniatra y, si hace falta, realizar el trabajo reeducador del logopeda especializado en trastornos de la voz. El diagnóstico médico tendrá en cuenta la evolución del niño, valorará la calidad y características de su voz y explorará su laringe con varios aparatos. Se trata, normalmente, de una exploración poco molesta pero en algunos casos, en niños más pequeños de seis o siete años, puede ser difícil.

La exploración y evaluación de la voz son procesos complejos con los cuales se llega al establecimiento de un diagnóstico. El diagnóstico lesional se establece con el uso de técnicas de exploración invasiva que son competencia exclusiva de los médicos citados. El trabajo cooperativo permitirá establecer el diagnóstico vocal, puesto que no es suficiente la identificación de la lesión o la constatación de unas desviaciones de la calidad vocal. El diagnóstico vocal se tiene que entender como un proceso multifuente y multiforma. Diferentes profesionales, con miradas complementarias y con el contraste y la subjetividad del paciente y el entorno con el que interacciona, permitirán el establecimiento del diagnóstico vocal en su complejidad y globalidad.

Elementos que conforman una exploración de las alteraciones de la voz infantil
Historia clínica
• Aparición y evolución del trastorno
• Antecedentes familiares y personales
• Salud general
• Detección del trastorno
• Ritmo de vida cotidiano
• Actividades escolares y extraescolares
• Usos de la voz (hablada, cantada, gritos)
• Valoración subjetiva del hándicap vocal
• Evolución psicomotriz, lingüística y escolar
• Hábitos de higiene
Exploración del gesto general y vocal
• Postura corporal (verticalidad y ejes)
• Movimiento y flexibilidad
• Respiración
• Movilidad orofacial
Valoración acústica de la voz
• Intensidad (mínima, conversacional y máxima; rango)
• Frecuencia (mínima, máxima y espontánea; rango)

• Fonetograma (gráfico que relaciona la intensidad y la frecuencia)
• Valoración de la entonación
• Valoración del ritmo y fluidez del habla
• Valoración perceptiva del timbre de la voz (GRBAS)
• Medidas aerodinámicas (tiempo máximo de fonación, de expiración)
• Valores numéricos obtenidos con software de análisis acústico
Exploración médica instrumental
• Pruebas de imagen laríngea para el diagnóstico lesional (videolaringoestroboscopia, preferiblemente)
• Valoración de la fisiología de la fonación
• Valoración de los aspectos orgánicos que influyen en la voz
Informaciones de otros profesionales
• Maestros
• Maestros de música
• Psicólogos

4. Características del tratamiento logopédico de la disfonía infantil

Existen varias opciones terapéuticas en el abordaje de la disfonía infantil, que van desde la simple supervisión o seguimiento por parte del médico hasta la cirugía laríngea. Podemos optar también por el trabajo de orientación a los padres, la intervención logopédica, la orientación a profesores de música, el trabajo psicomotriz, la psicoterapia o los tratamientos farmacológicos. El médico foniatra tendrá que analizar los factores de edad, motivación del niño y de los padres, las necesidades vocales del paciente, la severidad de la disfonía, el tipo de lesión presente y el conjunto del comportamiento vocal para indicar el tipo, intensidad y secuencia de los tratamientos a aplicar. En la mayoría de los casos será indicado más de un abordaje terapéutico.

Conducta a seguir ante una disfonía
Realizar un diagnóstico precoz, preciso e interdisciplinar.
Establecer la relación entre lesión, calidad de voz, necesidades vocales y evolución general del niño.
Plantear un tratamiento multiprofesional: médico, farmacológico, quirúrgico, rehabilitador, integrado en la cotidianidad.
Necesidad de motivación y compromiso para un buen abordaje terapéutico.

El logopeda acostumbra a ser el profesional que aporta un tratamiento de mayor duración y es quien conoce más a fondo las peculiaridades del niño y los factores cotidianos de uso de la voz. Por este motivo la comunicación entre el logopeda y el médico foniatra tiene que ser muy fluida y completa. El logopeda con sus valoraciones periódicas conoce los ritmos y evolución de la voz y puede comprender de qué manera el niño está integrando los conocimientos y cambios de hábitos que el tratamiento supone. Por otro lado, el logopeda puede incidir en la adquisición de comportamientos y actitudes en la familia que puedan ser favorables para la comunicación y, por lo tanto, favorables a la evolución de la voz del niño. Sólo desde una visión compleja e interdisciplinaria se puede asegurar un abordaje completo y efectivo de la disfonía infantil.

La manera de abordar el tratamiento logopédico con niños determina el éxito de este tratamiento. El objetivo de la reeducación vocal es establecer o restablecer el equilibrio del gesto vocal fisiológico en sí mismo y en relación a la imagen vocal deseada, con la reducción o disminución de las lesiones laríngeas. Este objetivo se materializa en una propuesta de tratamiento que se organiza en sesiones de trabajo que tienen que ser eficaces, formativas, persuasivas, activas y amenas. El tratamiento logopédico tiene que estar basado en la comunicación (no en la repetición mecánica de ejercicios), debe tener en cuenta el conjunto de sistemas en los que el niño se relaciona, adaptarse a los diferentes momentos de la vida y evolución del niño y, finalmente, debe observar el fenómeno vocal en el conjunto de la vida del niño y su entorno.

Los logopedas entienden que el progreso en la reeducación de la voz se construye por los éxitos que animan a progresar y consolidan las conductas vocales que consideramos beneficiosas. Un abordaje de la disfonía no se puede plantear desde la prohibición y castigo sino desde el estímulo y la búsqueda de modelos vocales saludables. Tenemos que recordar que la voz tiene un valor simbólico muy importante en la constitución de las personas y su modificación en el curso de una intervención logopédica implica algunos efectos en la autoimagen del paciente y en su círculo relacional. En algunos casos, la modificación de la voz es un proceso en el que el niño o su entorno presentan resistencias. Hay que ayudar al niño a ver los beneficios comunicativos y de autoimagen que el proceso de reeducación de la voz comporta. Para favorecer el logro de los objetivos del tratamiento, la relación entre el logopeda y el niño tiene que ser una relación saludable.

Características de la relación entre el niño y su logopeda
El tratamiento, en grupo o individual, tiene que ser personalizado.
Relación basada en la confianza mutua.
El niño y su familia deben confiar en la efectividad del tratamiento.
El niño y su familia deben comprometerse con el seguimiento de las propuestas del logopeda.
El logopeda debe ofrecer una actitud acogedora.
El logopeda debe ser flexible para adaptar los ejercicios y los ritmos de trabajo a cada niño.
El logopeda puede ser modelo de los éxitos y de los errores.
El terapeuta se tiene que adaptar a la personalidad del paciente, a su nivel de lenguaje, los temas de conversación, etc.
El terapeuta tiene que ser respetuoso con el pudor del paciente.
El logopeda debe reconocer sus limitaciones y pedir ayuda y apoyo a colegas más expertos.

En algunos casos el logopeda detecta que las dificultades para modificar los esquemas corporales y vocales son importantes, que los adelantos son limitados y que estas dificultades se relacionan con aspectos ligados a la psicología del niño. Hemos identificado cuatro tipologías de comportamiento que, en casos severos, pueden dificultar mucho el avance del tratamiento logopédico y que justifican un abordaje interdisciplinario: el niño inmaduro o regresivo, el niño fóbico, el niño obsesivo y el niño depresivo.

La finalización de un tratamiento es un acuerdo que se produce cuando todos entendemos que las necesidades han sido satisfechas o cuando creemos que seguir manteniendo la relación terapéutica tiene una relación coste-beneficio inadecuada. Es necesario que de vez en cuando el logopeda, el niño y su familia, con la ayuda del médico, revisen la idoneidad del tratamiento. El tratamiento logopédico no tiene que ser un proceso sin final.

5. Áreas de intervención logopédica

El tratamiento logopédico para la disfonía infantil actúa sobre diferentes ámbitos del hecho vocal. Mediante ejercicios de conciencia y dominio del cuerpo y de la voz, se darán más recursos expresivos al niño y se favorecerá la mejora de la voz y la desaparición, si es posible, de las lesiones.

Podemos diferenciar diferentes áreas de actividad: escucha, gesto, expresión vocal y conciencia vocal.

5.1. La escucha

Podemos afirmar que las características de la voz dependen, en parte, de las características de la audición. La agudeza y entrenamiento auditivo permiten un control de la propia voz y el descubrimiento de matices en las voces propias y ajenas. Aumentar la capacidad de diferenciar, categorizar, etiquetar y reproducir diferentes tipos de voces permite una mejora en el control de la propia voz y constituye una de las bases del tratamiento logopédico en los trastornos vocales.

Trabajo de escucha
Escucha de la voz propia y la de los familiares
Escucha de las voces de personajes televisivos
Escucha de ruidos ambientales, de sonidos cotidianos
Escucha de los gritos de animales
Escucha de instrumentos musicales

5.2. El gesto vocal

El cuerpo es el ejecutor de la voz y el niño tiene que tomar conciencia del nivel de trabajo de los diferentes grupos musculares que participan en la voz. La estrategia básica para la toma de conciencia es la observación de la propiocepción. Para ajustar el nivel de trabajo proponemos actuar de manera global o sobre una zona del cuerpo pero sin explicitar al niño que "trabajaremos" esta zona. Intentaremos recurrir a imágenes globales (personajes, gestos o actitudes) para incidir en zonas concretas. En muchos manuales se da gran importancia a la práctica sistemática de la relajación. Entendemos que los planteamientos de la relajación segmentaria o local son más interesantes que los globales por la mayor facilidad de ponerlos en marcha y sobre todo porque promueven la toma de conciencia del tono muscular y del esfuerzo motor para una acción.

Trabajo del gesto
Conciencia del esfuerzo corporal en la voz
Relajación
Respiración
Esquema corporal
Trabajo del ritmo
Flexibilización de las zonas bucofonadoras

La respiración es uno de los elementos necesarios para la producción vocal y hemos podido constatar en muchos protocolos de rehabilitación de la voz que se dedican importantes esfuerzos a mejorarla. Nosotros proponemos un trabajo sobre la respiración pero evitando que la atención se centre en ella. La actividad flexible de la zona pélvica acostumbra a favorecer la aparición de una respiración abdomino-diafragmática.

La acción sobre el maxilar, la lengua, los labios y mejillas se basará en la investigación de la posición más estable y en la mejora de la precisión y el tono más adecuados a los movimientos. La musculatura facial es uno de los apoyos para la expresión no verbal y juega también un papel importante en la articulación de la palabra, y su tonicidad y adaptabilidad influye de manera directa e indirecta en el timbre de la voz.

5.3. La expresión vocal

La voz del niño disfónico es el objeto central de nuestro trabajo logopédico. Desde diferentes ángulos pero, en definitiva, para la mejora de la voz y de sus cualidades: intensidad, tono, timbre y duración. La educación de la voz tiene que pasar por la experiencia de generar voz y hacerlo de manera guiada pero con afán exploratorio y de descubrimiento de un mismo.

Trabajo de la expresión vocal
Entrenamiento de las cualidades de la voz (intensidad, tono, timbre y duración)
Jugar con la voz
Imitaciones vocales
Creación de personajes vocales y corporales
Aprender a gritar
Recuperar el placer de la voz

El logopeda tiene que controlar a qué frecuencia se emite la voz y por eso el recurso más simple es la escala musical. Entendemos que el uso de la voz cantada en la reeducación y rehabilitación de la voz es indispensable. La voz cantada permite un mejor control de las frecuencias e implica una actividad neurológica y muscular superior a la de la voz hablada. El fenómeno de la resonancia precisa de la disponibilidad y gestión de espacios aéreos para que se produzca. Forma parte del trabajo muscular poner a disposición de la producción vocal el máximo de posibilidades de construcción de espacios de resonancia en cuanto a volumen y dureza de las paredes.

5.4. La conciencia vocal

Todas las estrategias y recursos propuestos no tienen ningún sentido si no se integran finalmente en la mejora de las capacidades comunicativas del niño disfónico. A pesar de que la demanda explícita esté centrada en la voz o incluso en una lesión laríngea, el logopeda tiene que entender la situación como una posibilidad de ayudar a un ser humano a comunicarse mejor y, por lo tanto, a mejorar las relaciones de esta persona con el mundo. El niño tiene que encontrar la voz que lo represente y con la que pueda conseguir sus objetivos comunicativos. Proponemos al niño que juegue con los mensajes de la voz para darse cuenta de lo que su voz dice. Que sea capaz de usar la voz para expresar sus estados de ánimo y sus intenciones comunicativas.

Finalmente, tenemos que expresar un último objetivo del abordaje logopédico de la disfonía infantil: recuperar el placer de la voz. La voz humana es el instrumento de creación de belleza más maravilloso del que disponemos los humanos.

6. Orientaciones para la escuela

La disfonía infantil es un trastorno que podemos prevenir. Podemos llevar a cabo esta prevención desde la detección precoz y también con la promoción de hábitos y comportamientos saludables. Los profesionales del ámbito escolar pueden ayudar tanto a evitar la aparición de la disfonía como a disminuir el grado de handicap que genera.

Aspectos que previenen la disfonía en los niños
Detección precoz
Relación interpersonal y comunicación sanas
Higiene corporal y vocal
Flexibilidad y postura adecuadas
Entrenamiento auditivo
Uso adecuado de la voz hablada
Uso adecuado de la voz cantada

6.1. Detección precoz

Cómo ya hemos señalado, los familiares y educadores acostumbran a ser los que detectan la disfonía en el niño, pero no todos los maestros se plantean una observación sistemática de la voz, y muchos padres se acomodan a la voz de su hijo y no la entienden como alterada. Por este motivo, las actuaciones de observación sistemática de la voz de los niños en el entorno escolar por parte de personal cualificado, permitiría la detección precoz de algunos casos de disfonía infantil. Probablemente los logopedas adscritos a los centros docentes, a pesar de no estar normalmente dedicados a las alteraciones de la voz, podrían realizar estas tareas de criba sistemática con la simple observación de la calidad vocal en voz hablada y cantada a la edad de seis, ocho y diez años. Los médicos pediatras también podrían ser agentes preventivos si en sus controles periódicos de salud incorporaran alguna información y alguna observación sobre la voz de los niños y activaran un proceso de derivación al otorrinolaringólogo o foniatra.

Cómo ya hemos indicado anteriormente, es muy frecuente que la detección de la disfonía de un niño se produzca en la escuela. El tutor o los especialistas de música observan, en comparación con el resto del grupo, que la voz de uno de los alumnos es particular. Normalmente se observan las dificultades para oírlos, para llegar a las notas agudas de una canción o incluso el gesto forzado alrededor del cuello para hablar o cantar.

En las diferentes conversaciones con la familia, el maestro tiene que informar de esta observación, y si la recepción por parte de los padres es buena, el maestro acostumbra a recomendar una visita a un médico otorrinolaringólogo o foniatra. Después del diagnóstico e identificada la causa de la alteración vocal, los padres suelen informar el maestro y comentan de qué manera la escuela puede contribuir a la mejora de la voz del alumno.

6.2. Relación interpersonal y comunicación sanas

Hemos comentado anteriormente que la voz es el apoyo de la comunicación oral y que ella misma es también mensaje. La familia y la escuela pueden ayudar a que los usos de la voz en el niño sean lo más saludables posibles. El contexto permite regular el emisor. Si el entorno promueve diferentes hábitos de relación y de comunicación, la voz del niño se adaptará. Comentamos algunas de las estrategias y actitudes que nos pueden ayudar a instaurar formas de relación sanas para la voz.

Las situaciones de conversación en el aula pueden ser beneficiosas. Tenemos que evitar que las primeras intervenciones, que acostumbran a situar el tema y el tipo de interacción, se hagan cuando algunos de los alumnos no están lo bastante dispuestos. Por eso es preferible llamar la atención con acciones no verbales (silencio prolongado, gestos pasivos, palmadas lentas, etc.) que hacerlo con gritos para exigir silencio. El grito excita y no invita al diálogo sino a la crispación.

El ritmo de la conversación genera gestos vocales muy diferentes. Así, la respiración, velocidad, tensión y precisión articulatoria, las tensiones extralaríngeas se verán incrementados por la charla desordenada, en la cual no se respetan los turnos de palabra, donde se lucha para hablar durante más tiempo. Educar a los niños a esperar el turno con actitud tranquila y con una escucha activa, transmitir que los participantes disponen de tiempo y voluntad para escuchar a todo el mundo, acoger con satisfacción todas las aportaciones aunque no coincidan con nuestra opción, favorece la instauración de un gesto vocal y unas características vocales saludables.

Evidentemente, si el adulto no controla su forma de hablar será difícil que lo hagan los hijos y alumnos. Si el educador no usa los silencios como tiempos de reflexión y como marca de final de turno, los alumnos también tendrán la necesidad de llenar los silencios con palabras.

En la conversación con niños es interesante explicitar reflexiones y decisiones sobre el comportamiento verbal. Podéis decir explícitamente que si hablamos despacio se nos entenderá mejor o decir que si callamos se puede escuchar y pensar mejor. Las expresiones metalingüísticas permiten tomar conciencia de lo que se está aprendiendo. Realizar indicaciones y señales de refuerzo sobre los comportamientos vocales positivos ayuda a tomar conciencia de lo que se hace y facilita la incorporación y el uso.

Conocemos la relación entre la voz y las emociones. Sabemos que la ansiedad y el estrés comunicativo generan algunas reacciones somáticas que modifican la producción vocal. Así, hemos podido observar que el estrés dispara mecanismos musculares automáticos como la tensión en la cintura escapular, la tensión y el bloqueo en la zona cervical, alteraciones del ritmo respiratorio y bloqueo diafragmático. En la voz de la persona ansiosa, temerosa o estresada detectamos un cierre anteroposterior o lateral, o los dos, del vestíbulo laríngeo. Todas estas manifestaciones nos revelan la importancia de mantener una vigilancia sobre el estado emocional de los alumnos y nos hacen entender que éste puede estar repercutiendo, además de en su calidad general de vida, en la salud de su voz.

6.3. Higiene corporal

Uno de los aspectos que los educadores pueden aportar a la prevención de los trastornos de la voz es la colaboración con la familia en el aprendizaje de higiene nasal. Quizás parece extraño pero hay muchos niños y niñas que no saben mocarse y que les cuesta mantener los labios cerrados y respirar por la nariz.

Otro aspecto en el que la escuela puede ayudar a la familia es en la detección de gestos inadecuados en la masticación. Más allá de las normas de corrección a la hora de comer, en los comedores de las escuelas es posible observar niños y niñas que comen y tragan de manera poco fisiológica para su edad. Las repercusiones en la fisiología de la voz y en el crecimiento y posición de los arcos dentarios son importantes. Probablemente si se implementan actividades de tonicidad y precisión lingual en algún rincón de juego del parvulario, la incidencia de los problemas de habla, de dentición y de voz disminuirá.

6.4. Flexibilidad y postura adecuadas

Hemos establecido la relación entre el gesto corporal y la voz. Para prevenir la disfonía infantil tenemos que ayudar a los niños a disponer de un cuerpo flexible y bien tonificado. La escuela es un espacio idóneo para la educación postural. Los alumnos están muchas horas en el aula, y durante largos ratos están sentados y, en otros, con actividades físicas dirigidas y libres en los patios y recreos.

En el aula es importante que los maestros observen y corrijan las posturas de sus alumnos. Al sentarse, hay que intentar que mantengan el cuerpo en correcto equilibrio sobre los glúteos, con los pies apoyados en el suelo ligeramente avanzados, sin cargar el peso sobre el respaldo del asiento ni sobre la mesa. A menudo, en las tareas escritas se puede observar a muchos alumnos que generan una torsión del torso muy importante. Se puede hacer notar y ayudar al alumno a colocarse de manera más saludable para su espalda y para su voz.

En las actividades físicas dirigidas, los educadores saben que hay que trabajar tanto la fuerza y la resistencia como la coordinación, la flexibilidad y la relajación. Una valoración conjunta del gesto general y vocal de algunos alumnos puede ser una buena acción preventiva de la disfonía, así como velar para que los esfuerzos físicos que piden un cierre del cuello intenso no generen un hábito de sobresfuerzo laríngeo en la fonación.

En el aula se realizan muchas actividades orales en las que el maestro puede observar el gesto corporal del alumno al hablar. Una indicación sobre el gesto permitirá al alumno tomar conciencia e iniciar un proceso de reajuste corporal. Cambiar la manera de gestionar la postura no es fácil ni rápido pero es posible.

6.5. Uso adecuado de la voz hablada

La mejor manera de mejorar el uso de la voz y prevenir las disfunciones es la práctica vocal atenta y guiada por un adulto. El niño habla mucho a lo largo del día y así tiene que ser. Pero, como ya hemos visto, la voz es frágil y podemos ayudar a prevenir su avería. El niño que explora las posibilidades de su aparato vocal para comunicar puede hacer algún gesto forzado o inadecuado que si se vuelve cotidiano puede suponer un riesgo de disfunción. El niño tiene que explorar sus posibilidades expresivas y de juego vocal con la supervisión del adulto que le pueda indicar cuando un gesto puede ser nocivo.

Partimos de la voz como vehículo de la expresión, como apoyo y como mensaje. Podemos proponer a los alumnos que jueguen a imitar estados de ánimo y reconocerlos o bien a exagerar estas expresiones y observar como el cuerpo se tiene que adaptar y, a veces, forzar para producir estos tipos de voces. La expresión y reconocimiento de las emociones ayuda al niño a conocerlas y a tenerlas mejor en su control, por haberlas identificado y nombrado. Si el niño capta el nivel de constricción laríngea, la frecuencia de su respiración y el esfuerzo mandibular, asociados a los caracteres, emociones y sentimientos podrá aprender a expresar y a vivirlos sin este grado de esfuerzo.

La observación de los gestos que los niños asocian al grito tiene un interés especial. Hemos comentado en varias ocasiones que el grito es una práctica habitual e incluso normal en el entorno infantil. Su prohibición no genera su extinción y aumenta la tensión relacional. Nos parece interesante que los niños puedan observar cómo gritan sus compañeros y cómo lo hacen ellos y ver cuáles son los resultados vocales y cuándo existen sensaciones de bienestar o de malestar.

Una de las actividades escolares que genera un uso de la voz que a veces se puede relacionar con la disfonía infantil es el aprendizaje de la lectura. En algunos casos hemos podido observar que, sea por dificultad de aprendizaje o por un carácter más o menos tímido o temeroso, algunos niños viven el aprendizaje y la práctica de la lectura en voz alta con mucha dificultad. Esta dificultad se manifiesta con un nivel de ansiedad alto y un esfuerzo vocal importante. Podemos observar que la voz de algunos niños cambia de manera importante con la lectura y se convierte en más apremiada, tensa, fluctuante y con dificultades de ajustar la intensidad. Creemos que el momento de aprendizaje de la lectura en voz alta es un momento delicado para la voz. El maestro tiene que observar el gesto vocal y general del niño y apoyarlo en el aprendizaje así como indicaciones de relajación y respiración para obtener una voz con menor esfuerzo en el momento de la lectura.

Las actividades teatrales son una magnífica oportunidad para conjugar muchos de los aspectos mencionados sobre la voz hablada. El teatro, con su movimiento en el espacio, con el ejercicio de la memoria, de la creatividad en el escenario y el vestuario, con la exigencia de la potencia en la voz y la claridad en la dicción, es una buena oportunidad para la mejora de la expresión. Pero también puede ser una nefasta experiencia para las voces de los alumnos si el maestro no observa y dirige el comportamiento vocal de sus alumnos. La tensión para aprender el papel, los nervios por la presencia de familiares entre el público y las exigencias de intensidad a veces imposible para niños pequeños puede convertir la actividad en una trampa para la voz de algunos niños y niñas.

6.6. Entrenamiento auditivo

La voz se organiza por la interacción entre *input* y *output* sonoros. Lo que oímos de los otros y lo que oímos de lo que producimos. La entrada de información es la responsable de lo que seremos capaces de producir. Por este motivo es muy importante que los niños y niñas puedan usar el sentido del oído de la manera más eficaz posible.

La calidad de la audición se empieza a promover si aprendemos a escuchar. La audición no es un órgano pasivo sino que se puede acomodar a las condiciones del contexto sonoro y a los intereses del oyente. El músculo tensor del tímpano y el estapedio pueden ajustar la tensión del tímpano y de la cadena de pequeños huesos para percibir con más detalle ciertas bandas de frecuencias y por lo tanto distinguir y seleccionar aquello que se quiere oír y lo que no se desea oír.

La educación para una escucha activa y eficaz se inicia en el silencio. En un entorno ruidoso, el organismo inicia algunas reacciones similares al estrés emocional que son favorecedoras de la disfonía. El estrés sonoro genera una vasoconstricción periférica, un aumento del ritmo cardíaco y respiratorio, una disminución de las secreciones gástricas, un aumento de la presión arterial y un aumento de tensión en la musculatura estriada. Estos efectos somáticos dificultan la producción adecuada de la voz.

Tenemos que favorecer el gusto por el silencio. El ambiente silencioso permitirá el descubrimiento de sensaciones corporales que el ruido ambiental oculta. El silencio permite aumentar el nivel de escucha y percibir matices de sonido que de otra manera quedan enmascarados físicamente y también perceptivamente. Podemos invitar a los niños en casa y en el aula a encontrar en el silencio los pequeños sonidos de su cuerpo y reconocer los sonidos lejanos y débiles del entorno. No siempre es fácil soportar el silencio. Tanto adultos como niños usan el ruido ambiente como un amortiguador de sus pensamientos. Si hay ruido no ponemos tanta atención en nuestros problemas internos.

En el silencio será posible pedir a los alumnos que escuchen, diferencien, identifiquen, clasifiquen e interpreten los sonidos del entorno y del lenguaje y la comunicación humana.

El aula de educación infantil puede ser un espacio idóneo para educar el oído de los niños y niñas. En el mercado hay multitud de materiales didácticos para favorecer la escucha. También es muy adecuado que hagamos sonidos con los objetos cotidianos. Todo puede ser objeto de sonido si percutimos, si rozamos nuestro cuerpo u otro objeto con él o si movemos o sacudimos el objeto. Ayudar al niño a percibir y diferenciar los sonidos de los objetos de su entorno lo ayudará a entender el valor de la audición como sentido de calidad. Quizás en nuestro tiempo tan centrado en las imágenes el sonido sólo es un acompañamiento de la imagen y no una entidad cargada de sentido.

La discriminación de sonidos del lenguaje es una de las actividades preventivas más efectivas. Los logopedas observan a menudo que los niños con disfonía tienen poca conciencia de su voz y que no discriminan intensidades o timbres de la voz. En el aula podemos empezar diferenciando las características de las voces de los diferentes alumnos de la clase. Los personajes de la televisión también serán un buen motivo para afinar el oído y notar las diferencias entre voces.

Oír la propia voz es un descubrimiento no siempre agradable para muchos adultos y también para algunos niños. La diferencia de sonido que percibimos cuando oímos nuestra voz grabada en un equipo de reproducción de audio y cuando nos la sentimos directamente es importante. Creemos que se trata de una actividad muy interesante para aumentar la conciencia de la propia voz. Del mismo modo, favorecer que el niño juegue a ensayar otras voces y encontrar sus valores expresivos le permitirá enriquecer sus registros expresivos.

Sabemos que las emociones son percibidas en elementos de la voz. Los niños tienen que aprender a descubrir los matices emocionales de la expresión verbal en los armónicos de la voz. Podemos grabar voces que expresan sentimientos y pedir que diferencien e identifiquen las emociones que les sugieren.

Nos interesa el entrenamiento de las características tímbricas, pero también consideramos que la discriminación de la intensidad de la voz, o su altura tonal o duración pueden ser la base para que el niño identifique las cualidades de su voz y pueda tomar conciencia de sus cambios y prevenir la disfunción.

Aunque la escuela no es la responsable del tratamiento logopédico del niño disfónico, tiene que evitar las situaciones en que la voz del niño pueda estropearse y empeorar. No se tiene que modificar ningún aspecto del programa educativo, sino evitar, por ejemplo, que su situación en la aula pueda ser nociva. El alumno disfónico no tiene que estar demasiado lejos del profesor para evitar que al dirigirle la palabra tenga que forzar su voz. En las actividades orales, el maestro puede transmitir una actitud de confianza y proximidad que favorezcan el uso más tranquilo de la voz. Durante el periodo de aprendizaje de la lectura, el niño disfónico tendrá que hacer los ejercicios de lectura en voz alta sin que el ruido del ambiente o la distancia con el maestro o maestra puedan suponer un esfuerzo añadido.

Si el alumno con disfonía participa en actividades de expresión oral o teatralización, tendremos que evitar que el personaje que el niño interpreta tenga que forzar la voz o participar en situaciones vocales complicadas. Será conveniente que su papel sea de poco diálogo o, incluso, durante la primera fase del tratamiento logopédico, se le asigne un papel sin texto o con un texto muy corto.

En el caso de las actividades musicales, los maestros de música y directores de coro tienen que estar informados de la situación vocal del alumno. Un pequeño informe del logopeda con orientación sobre la extensión vocal, las intensidades y fonemas más recomendables para las vocalizaciones y con algunas orientaciones referidas a aspectos posturales pueden ser de gran utilidad. En líneas generales, el maestro de música tiene que tener en cuenta al alumno disfónico cuando programe los ensayos o lecciones para no sobrecargar. Tendrá que seleccionar el repertorio o limitar al alumno disfónico en qué partes de la partitura tiene que cantar y en cuáles no lo debe hacer.

El maestro de música evitará que el niño disfónico tenga que aumentar en exceso la intensidad de su voz y tendrá que proponerle un pequeño calentamiento previo a la actuación (actividad que normalmente todos los maestros y directores de coro realizan con normalidad).

Es muy difícil reprimir los gritos de los niños, pero en el caso del niño disfónico tenemos que ayudar a encontrar otras estrategias de comunicación y de relación que no exijan el grito. Las actividades de educación física, los recreos y las salidas escolares son momentos importantes para la mejora o empeoramiento de la voz. En las primeras semanas de tratamiento hace falta que el niño mantenga una higiene vocal considerables. Los adelantos en el tratamiento son dificultosos o casi imposibles si el niño grita de manera excesiva dos o tres veces por semana en los entrenamientos o competiciones. También se dificulta el tratamiento si se realizan salidas de varios días en las qué es común que los niños duerman poco, se hidraten poco y hablen y canten demasiado. Evidentemente, no podemos prohibir al niño estas actividades sino que tenemos que concienciar y ayudar a mantener un nivel de esfuerzo vocal bajo. El logopeda puede optar por avanzar o retrasar el inicio del tratamiento logopèdic para evitar la coincidencia con una salida escolar potencialmente de riesgo para la voz del paciente.

6.7. Uso de la voz cantada

Consideramos la voz cantada como una de las herramientas más efectivas para la prevención de la disfonía infantil. Como hemos presentado en diferentes momentos, es en las actividades musicales en las que se produce la detección más efectiva de la disfonía. Sabemos que una detección precoz es una buena medida de prevención puesto que se puede intervenir para evitar la instauración de patrones vocales muy disfuncionales.

En la voz cantada, el niño puede experimentar las variaciones y posibilidades de su aparato fonador y lo hará con una vigilancia estética. Al cantar buscamos que el resultado sea bonito y sólo teniendo cuidado con lo que se hace se puede conseguir. El niño entiende que no tiene que forzar la voz. El maestro busca este resultado estético y procura que todos los cantores busquen el gesto vocal más armónico y ajustado posible. El canto en grupo supone un control de la frecuencia por la afinación, de la intensidad por la dinámica, de la duración por el ritmo y del timbre para conseguir una conjunción de las voces.

Sabemos que la voz cantada genera efectos fisiológicos que favorecen un buen uso de la voz. El canto favorece una intensa estimulación cocleovestibular, una participación de la musculatura postural y respiratoria más grande que en la voz hablada, una mayor amplitud frecuencial, una mayor presencia de armónicos, mayor variedad de ritmos, actúa como un refuerzo de los circuitos de memoria verbal y no verbal, aumenta la propiocepción consciente y se activa la búsqueda de la belleza y la creatividad. Un ejercicio completo para el mantenimiento y cura de la voz. Creemos firmemente que la voz cantada, realizada bajo la supervisión de maestras y maestros con buena formación y con una buena calidad vocal, podría hacer disminuir las tasas de alteración vocal en nuestra población.

Las actividades cantadas no están exentas de riesgo para la voz. Una conducción del grupo sin el cuidado y la prudencia suficientes y sin una escucha de todas las voces con detalle puede desembocar en una actividad nociva por alguno de los niños. El docente tendrá que proponer a los niños que acompañen la canción con movimientos que favorezcan la distensión, que eviten la subida de los hombros en las inspiraciones y en los finales de frase de aire, que tengan en cuenta sus sensaciones corporales y busquen el confort en la voz. El maestro tendrá que escoger con prudencia las canciones que enseñará: los textos fáciles y que transmitan alguna idea que expresar, la extensión y el tono adecuados a la edad de los niños y acostumbrarse a no buscar los sonidos fuertes por constricción sino por amplitud de cajas de resonancia. El maestro intentará que los inicios de frase cantada sean suaves, evitando los ataques bruscos que perjudican claramente la mucosa vocal.

Algunos alumnos desafinan al cantar. Sabemos que la mayoría de niños son capaces de afinar de manera bastante aceptable hacia los ocho o nuevo años. Antes de esta edad, el maestro tiene que ser tolerante y ajustar la extensión, el tono y las estructuras melódicas a las posibilidades del grupo, pero no puede obviar la presencia de alumnos que no afinan y pensar que si no los oye o los acalla el problema está resuelto. Se acaba el problema del coro pero puede empezar el del niño que desafina. Cuando un niño canta fuera de tono, normalmente capta que algo no está funcionando bien y acostumbra a aumentar su nivel de tensión muscular y emocional. Acostumbra a ir reduciendo su intensidad de voz pero no su tensión. El maestro tiene que dedicar un trabajo especial con el niño que desafina. Un trabajo sistemático y paciente, realizado en cortas sesiones de cinco o diez minutos con cierta asiduidad, da, normalmente, sus frutos en una mejora de la afinación y un descenso del nivel de tensión. El maestro no tiene que permitir que ningún niño pierda la oportunidad de cantar afinado con sus compañeros.

Cantar en grupo puede ser el principal activo para el mantenimiento de la calidad y salud de la voz de los niños, los jóvenes y los adultos. Su adquisición correcta puede permitir una larga vida vocal.

7. Orientaciones a la familia del niño con disfonía

La manera de hablar se aprende en el entorno familiar. Los primeros modelos vocales son los padres y hermanos. Los diferentes usos vocales se experimentan con los familiares. La familia otorga significado a los diferentes tipos y usos de la voz del niño. La familia construye la voz del niño, y su papel en el proceso rehabilitador es muy importante.

En el entorno familiar no se acostumbra a percibir como importante el tipo de voz que el niño va usando en su manera de comunicar. Esto puede hacer que el niño vaya optando por unos tipos de voces más o menos intensas, con un tono inadecuado, con mucha constricción, etc., que pueden ser el origen de un trastorno vocal. Tenemos que ayudar a las familias a observar el tipo de voz que su hijo usa en sus diferentes relaciones y actividades. De este modo es posible constatar que, según la actividad del niño, la voz cambia. Cuando el niño explica con pasión una salida escolar o un resultado exitoso en un examen o control de aprendizaje, cuando relata el malestar de una discusión o un enojo con un compañero de juego, cuando nos pide con insistencia la compra de un juego o el uso de un videojuego, cuando oímos una acalorada discusión entre hermanos, etc. Son muchas las situaciones que modifican el uso de la voz y sus características, y podemos ayudar los padres a identificarlas. A menudo los padres intentan reprimir en estos casos el uso inadecuado de la voz, normalmente con poco éxito. Tenemos que orientar a los padres a incidir sobre el contexto de la situación más que en la voz. Encontrar nuevas normas de escuchar, de relatar, de discutir y de jugar, permitirá no recurrir a usos poco sanos para la voz. Con los padres, tenemos que incidir en la necesidad de construir escenarios de relación sanos y confortables para todos, donde no sea necesario utilizar una voz forzada.

Conocemos la influencia del entorno sonoro en el control y producción vocal. Un entorno ruidoso disminuye el *feedback* auditivo y en él se tienden a aumentar la intensidad y el tono, a forzar el timbre y, por lo tanto, el riesgo de fatiga y de posterior lesión aumenta. En nuestro tiempo, y en la mayoría de nuestros entornos habituales, los niveles de ruido ambiental han aumentado muy considerablemente. Se puede observar en nuestras calles, en los patios escolares y también en las aulas y en las casas. Parece que estamos perdiendo la capacidad de soportar el silencio y buscamos siempre un mínimo de ruido. Los hogares, en general, y las habitaciones de niños y de los jóvenes, en particular, son espacios ruidosos. Los equipos de música en funcionamiento permanente, los aparatos informáticos con sus zumbidos de ventilación y la tendencia al movimiento casi constante generan la necesidad de producir una voz que se pueda levantar por encima del ruido. Tenemos que aconsejar a las familias que controlen los niveles acústicos de sus domicilios. Limitar el número de electrodomésticos en funcionamiento, reducir los volúmenes de las televisiones y reproductores e iniciar y mantener las conversaciones a intensidades bajas y ritmos lentos. Tenemos que evitar las conversaciones a distancia que, además de ser poco efectivas desde el punto de vista comunicativo por la carencia de referentes visuales, acostumbran a acabar como una conversación a gritos, si no en una discusión. Pequeñas observaciones y cambios de hábitos comunicativos permitirán al niño disfónico evitar usos nocivos para su voz.

Uno de los fenómenos vocales más controvertidos en la infancia es el grito. Las producciones vocales de alta intensidad forman parte de la vida cotidiana de los niños. A menudo los padres y educadores se preguntan por qué gritan los niños. No es fácil responder y tenemos que entender que el grito es una forma habitual de relación en espacios abiertos y con distancia entre interlocutores. El niño pasa una parte de su tiempo en estas circunstancias y rodeado de otros muchos niños que también gritan. Para ser escuchado es necesario gritar. La separación o diferenciación de actividades, comprender que en ciertos momentos el grito es necesario y en otros no, frenar la expansión que supone dar una voz fuerte, es objeto de las acciones educativas de padres y maestros. La educación tiene un componente represor que el niño tiene que ir incorporando.

El grito también es la expresión de la no comunicación. El niño que no es atendido en una primera demanda tendrá tendencia a aumentar la intensidad y progresivamente apremiar los espacios de resonancia. La voz hablada se transforma en grito y finalmente chillido. Algunos niños sólo son atendidos si expresan sus deseos o peticiones en forma de voz apretada y fuerte, cercana al llanto. Quizás algunas disfonías funcionales tienen su comienzo en los mensajes implícitos de la voz.

Hace falta, también, reseñar la aparición de nuevos modelos vocales y conversacionales en nuestra cultura. Los medios de comunicación aportan modelos de uso vocal diferentes a los tradicionales en las conversaciones reales. Así, los niños imitan gestos y voces propios de los dibujos animados. En algunos casos se trata de personajes humanos con comportamientos violentos o exagerados y sus voces responden a estas caracterizaciones. En otros casos, los personajes que se imitan son animales, monstruos o invenciones mecánicas y sus voces son a menudo muy distorsionadas. Los niños y niñas, en sus juegos y a veces en su relación con otros, usan este tipo de voces y gestos vocales. Los niños y niñas están aprendiendo a comunicarse con los modelos televisivos de tertulias agresivas, personajes infantiles con conductas muy extrañas, personajes de ficción con voces imposibles, etc. Quizás tenemos que proponer a las familias un ejercicio cotidiano de conversación amable, respetuosa, donde cada cual juega el papel que le es natural. Normalizar las relaciones humanas es normalizar los usos de la voz.

Finalmente, sabemos que uno de los elementos que forman parte del tratamiento de las disfonías es la incorporación de algunos hábitos de higiene vocal. En el caso de los niños, son los padres los que tienen que ayudar al niño a incorporarlos. En la tabla siguiente proponemos una serie de medidas que pueden ser beneficiosas para la voz de los niños y niñas.

Medidas para la promoción de la salud vocal

- Evitar la exposición habitual al humo de tabaco o chimeneas.
- Asegurar un alto grado de hidratación del niño, tanto por la ingesta de líquidos como con el control de un buen nivel de humedad ambiental.
- Asegurar un nivel sonoro confortable en el hogar.
- Velar porque el tipo y número de actividades extraescolares no sea excesivo.
- Evitar la práctica de deportes que demanden un alto esfuerzo de cierre de la garganta.
- Vigilancia de procesos alérgicos o catarrales.
- Mantener una adecuada limpieza nasal, aprender a mocarse y lavarse las fosas nasales con suero fisiológico.
- Tenemos que procurar una respiración nasal funcional en reposo.
- Evitar los gritos repetitivos y realizados con esfuerzo. Puede ser provechoso que el niño aprenda a silbar cuando quiera llamar la atención de alguien que esté lejos.
- Favorecer el canto como forma de expresión y de experiencia artística.
- Evitar la distorsión vocal como juego y la imitación de voces alejadas de sus posibilidades vocales.
- Ayudar al niño a identificar los indicios de fatiga vocal (escozor, tos, pequeñas pérdidas de voz, gallos, etc.) para disminuir el ritmo y la intensidad del habla.
- Asegurar un ritmo de descanso suficiente para la voz y para el conjunto de actividades del niño.
- Promover un buen nivel de práctica deportiva, sin exceso de competitividad.
- Velar por el buen ritmo de las actividades escolares con el apoyo necesario al aprendizaje.
- Velar por la calidad de las relaciones personales.
- El mal humor y el malestar emocional son nocivos para la voz.

Glosario

Decibelio (dB): Medida de la intensidad de la voz, es decir, de su potencia o volumen.

Disfonía: Alteración de las cualidades acústicas normales de la voz. Sea la frecuencia, la intensidad, el timbre o la duración, o varias combinaciones de ellas. Una modificación significativa de los valores respecto a los estándares puede ser vivida por el sujeto como una alteración, como una disfonía.

Edemas fusiformes: Se trata de lesiones muy frecuentes en niños. Tienen una forma alargada y una extensión más grande que los nódulos y también suele ser bilateral. Puede llegar a ocupar toda la longitud del pliegue vocal. Tienen un componente inflamatorio muy importante. La forma de la cuerda vocal recuerda a la de un huso o un grano de avena. Su origen es funcional pero se ha observado una alta coincidencia con microsinequias congénitas.

Estrías o surcos anchos: A lo largo de la cuerda vocal se observa una grieta amplia, con dos labios, uno superior y otro inferior que impide la ondulación de la mucosa. El fondo del surco se encuentra adherido a la capa más profunda y el epitelio es delgado, atrófico. Da la sensación de una cuerda delgada, sin masa muscular. El borde libre se presenta curvado, generando un hiato longitudinal en forma de ojal, se asocia a una hipertrofia de bandas ventriculares. Es una lesión poco frecuente en niños.

Fonetograma: Representación gráfica de las cualidades de frecuencia e intensidad de la voz. Es una buena representación visual de las posibilidades y de la salud de una voz.

Glotis: Es el espacio entre los pliegues vocales.

GRBAS: Acrónimo de cinco características tímbricas de la voz patológica que sirve para valorar subjetivamente la calidad de una voz disfónica.

Hercio (Hz): Medida de la frecuencia de la voz, es decir, de la altura tonal.

Logopeda: Profesional sanitario responsable de la exploración, diagnóstico funcional y tratamiento rehabilitador de las alteraciones de la comunicación, sean del habla, la voz, el lenguaje, la audición o la deglución.

Médico foniatra: Profesional sanitario especializado en el diagnóstico y tratamiento médico de las alteraciones de la comunicación, a menudo se hace una restricción del significado y adquiere el sentido de médico de la voz.

Nódulos laríngeos: Se trata de lesiones que se asientan en la superficie de la mucosa laríngea. Se encuentran en el borde libre de la mucosa y en el tercio mediano de la glotis membranosa. Acostumbran a ser bilaterales. Su origen es básicamente funcional por abuso vocal repetido, a pesar de que actúan como factores que favorecen su aparición: los procesos catarrales y las microsinequias laríngeas congénitas.

Pólipo laríngeo: Es una lesión muy poco frecuente en niños. Se trata de una lesión producida por el abuso vocal puntual que se relaciona con una actividad valvular importante. Algunas actividades deportivas o algunos instrumentos de viento que exigen mucha actividad valvular pueden estar en el origen de estas lesiones. Acostumbran a ser unilaterales y no se tiene que descartar su asociación con lesiones congénitas. Normalmente no desaparecen con reeducación y son tributarias de cirugía.

Pliegues vocales: Pliegues en el interior del tubo respiratorio, en la laringe, responsables de la producción inicial de la señal sonora de la voz. También se los denomina, erróneamente, cuerdas vocales.

Pseudoquiste seroso: Se trata de una lesión translúcida, que recuerda a una ampolla. Se sitúa en el punto nodular y acostumbra a ser unilateral, con una lesión contralateral asociada. No es una lesión frecuente en niños y se genera por un sobreesfuerzo paroxístico. No remite normalmente con la reeducación, y el tratamiento quirúrgico normalmente es el indicado, asociado a la rehabilitación pre y postquirúrgica.

Quiste por retención: Se trata de una lesión normalmente subglótica producida por una afección infecciosa inflamatoria, que obtura los canales excretores de las glándulas de secreción mucosa. Si la lesión afecta al borde libre y, por lo tanto, interfiere en el ciclo vibratorio, la disfonía puede ser moderada. Si no, puede pasar perfectamente desapercibida y no manifestar clínica alguna.

Quistes epidermoides y *sulcus glotidis*: El quiste epidermoide se presenta como una lesión de la submucosa, redondeada y de apariencia blanquecina. Se localizan habitualmente en el tercio mediano del pliegue vocal y bombean la cara superior. Pueden ser unilaterales o bilaterales. En algunas ocasiones se produce una apertura en la pared del quiste y se produce un vaciado ocasional del contenido, lo que da lugar a mejoras de la calidad vocal y se configura un surco estrecho llamado *sulcus*.

Refuerzo armónico: Fenómeno de amplificación de una parte concreta del espectro sonoro de una voz.

Riqueza tímbrica: Conjunto de sonidos armónicos que conforman una voz. Es la característica que diferencia dos voces.

Sinequias: Las sinequias laríngeas son lesiones congénitas que se presentan como membranas que unen los dos pliegues vocales. Si el tamaño es muy importante reducen en gran parte la luz laríngea y dificultan la respiración, poniendo en riesgo la vida del bebé. En estos casos graves hay que intervenir quirúrgicamente. En otros casos, la sinequia tiene una medida muy pequeña, ocupa una pequeña porción de la comisura anterior y sólo se observa en inspiración. Se denomina, entonces, microsinequia. Normalmente son delgadas y flexibles y no dificultan la movilidad de apertura y cierre de los pliegues. La microsinequia no genera en sí misma alteraciones acústicas de la voz o no las percibimos. Si acompaña otras lesiones congénitas, el cirujano tomará la decisión de seccionarla o no.

Sistema fonador: Conjunto de órganos que participan directamente en la producción de la voz (pulmones, laringe, faringe, boca y nariz).

Sistema articulatorio: Conjunto de órganos que participan directamente en la producción de los fonemas del habla (faringe, boca, lengua, dientes, labios y nariz).

Videolaringoestroboscopia: Procedimiento de visualización de la laringe y la grabación de las imágenes iluminadas por una luz estroboscópica que se puede sincronizar con la ondulación de la mucosa de los pliegues vocales. Es, por ahora, el mejor procedimiento de exploración de las lesiones y del funcionamiento de la laringe.

Bibliografía

Arias, C. y Estapé, M. (2005). *Disfonía Infantil. Diagnóstico y tratamiento.* Barcelona: Ars Médica

Bustos, I. (2000). *Trastornos de la voz en edad escolar.* Archidona, Málaga: Aljibe.

Cornut, G. y Trolliet-Cornut, A. (1998). *Les dysphonies de l'enfant: aspects cliniques et thérapeutiques. Rééducation Orthophonique*, 198, 9-17.

Dalléas, B. (1987). Évolution de la voix de la naissance à la puberté. *Revue de Laryngologie*, 108, 271 - 273.

Echeverría, S. (1994). *La voz infantil: Educación y reeducación.* Madrid: CEPE

Gassull, C., Godall, P. y Martorell, M. (2004). *La voz. Orientaciones prácticas.* Barcelona: Publicaciones de la Abadía de Montserrat.

Giovanni, A. (dir.) (2004). *Le bilan d'une dysphonie.* Marseille: Solal

Hooper, C.R. (2004). Treatment of Voice Disorders in Children. *Language, Speech, and Hearing Services in Schools* , 35, 320–326

Heuillet-Martin,G. *et al.* (2003). *Una voz para todos.* Vol. 1 y 2. Marseille: Solal

Nicollas, R., Giovanni, A. y Triglia, J.M. (2008). Les dysphonies de l'enfant. *Archives de pédiatrie* 15, 1133–1138.

Sarfati, J., Vintenat, A-M. y Choquart, C. (2002). *La voix de l'enfant.* Marsella: Solal

Woisard, V. *et al.* (1998). L'évolution de l'appareil phonatoire et la voix de l'enfant. *Rééducation Orthophonique*,198, 19-30.

Vila, J. M. (2009). *Guía de intervención en la disfonía infantil.* Madrid: Síntesis